図解で改善！

ズボラでもラクラク！

病気にならない1分健康コツ

栗原 毅 肝臓・生活習慣病専門医
栗原クリニック東京・日本橋院長

栗原丈徳 栗原ヘルスケア研究所所長
歯科医師

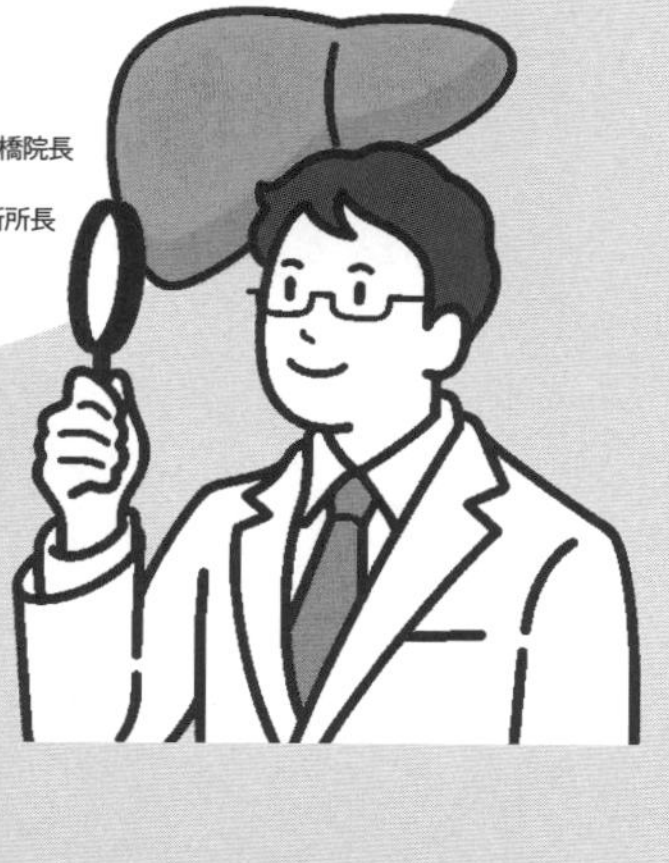

三笠書房

はじめに

たった1分の差で病気になったり、治ったり。毎日の小さな習慣が健康寿命の分かれ道

ほんのちょっとしたことを知っていた——

たったそれだけで、人生は大きく変わるものです。

「火事に遭《あ》ったら**姿勢を低くして煙を吸わない**ようにする」とか、「豪雨で川が増水したら、**気になっても見に行かない**」「年をとると暑さを感じにくくなるので、**暑くなくても、冷房をつけて室温27度に保つ**」——。そんなちょっとした心がけで九死に一生を得ることは多くあります。

健康や病気のことも同様です。

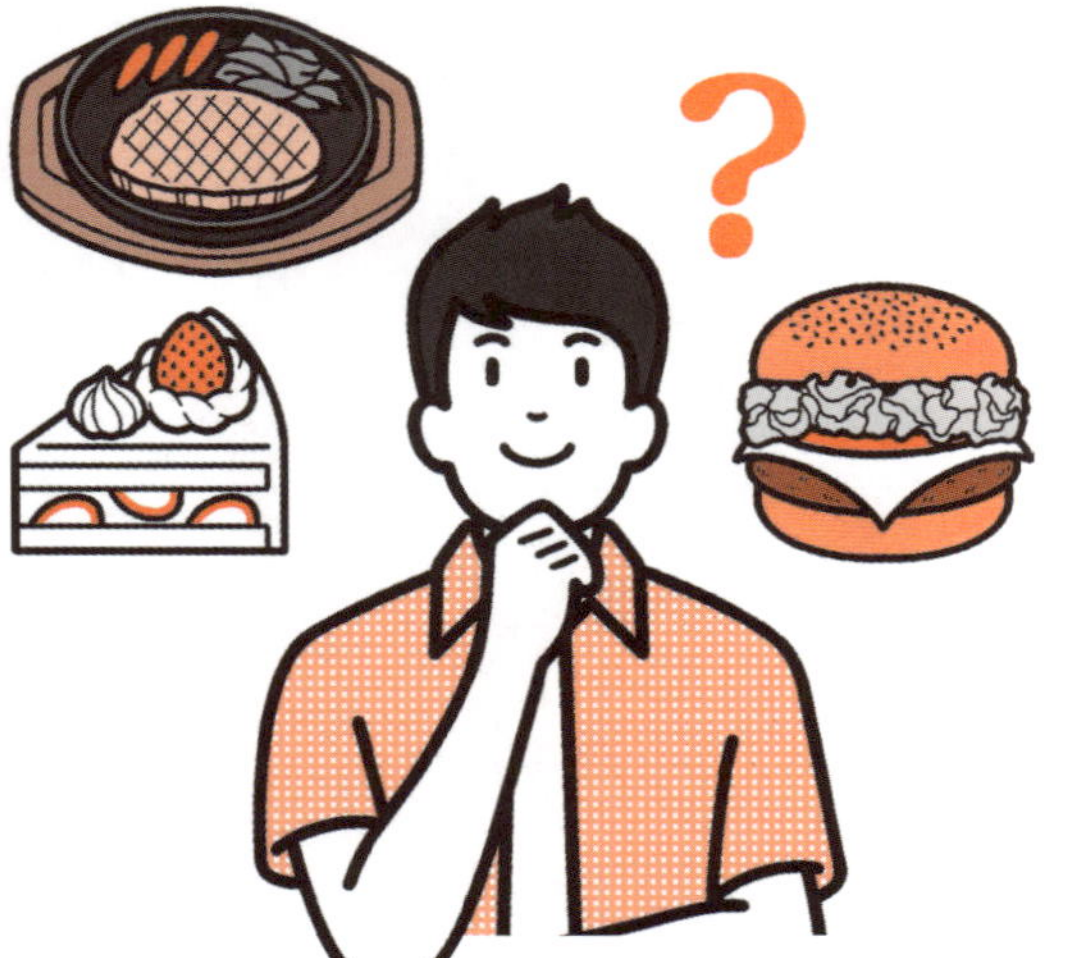

ちょっとしたことを知っていたおかげで、急に風邪を引かなくなった、なぜか老け込まない、太らない、疲れにくい、病気にならない……など**大変な得をしている人**はいます。

地震や洪水などによる「災害関連死」の死因1位は、何か？

答えは、1位が誤嚥《ごえん》性肺炎などによる「呼吸器疾患」。2位は「心疾患」、3位が「脳血管疾患」と続きます。なぜ、地震や洪水に直接関係のなさそうな「呼吸器疾患」が1位なのか？　実は、極端な水不足で**歯をみがけなかった、また脱水症状で口の中の雑菌が繁殖し、唾液とともに肺に入り込んだことが一因だ**と考えられます。2位、3位は、血管にまつわるもので、窮屈《きゅうくつ》な避難所生活でエコノミークラス症候群や寒暖差も影響したでしょうが、それでも、**これにも口中の細菌の影響があったことが推測されます**。こうした知識があれば、万が一のときに、顔を洗うよりも口の中を清潔に保つことを優先できるでしょう。

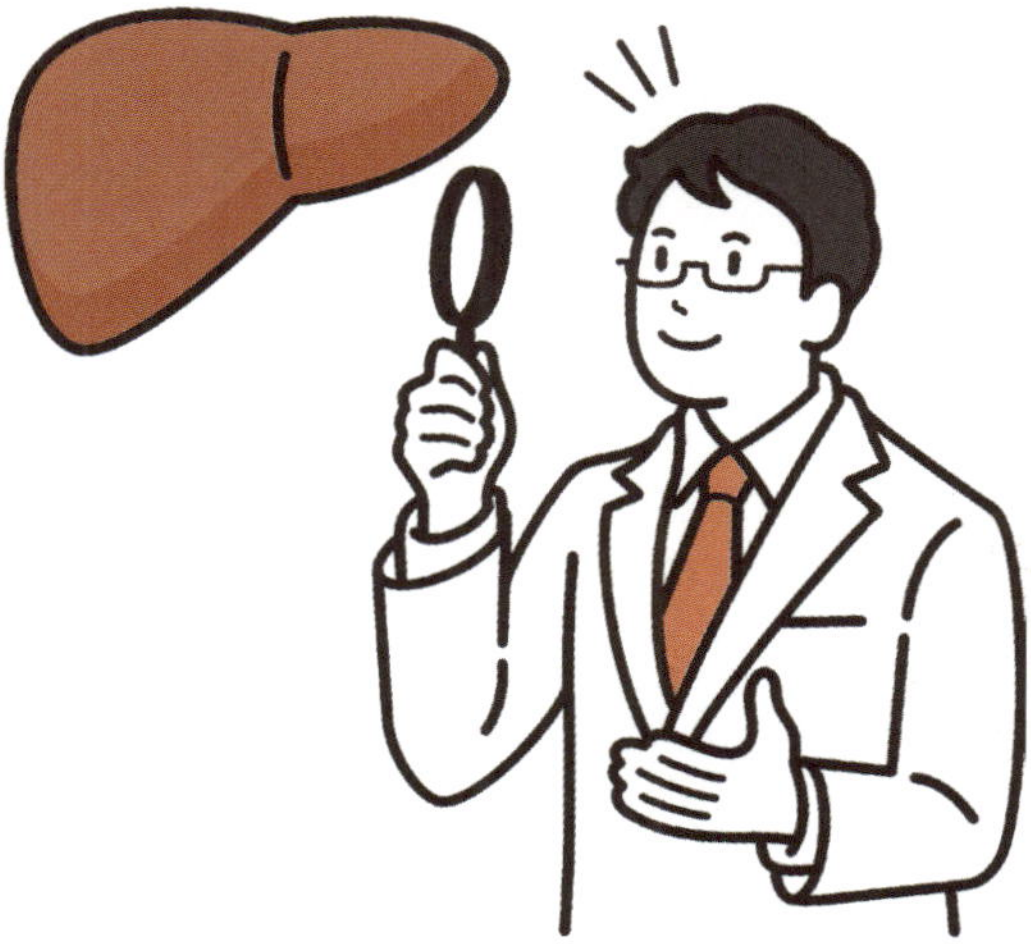

私は内科医として数多くの患者さんを診《み》てきました。患者さんのなかには健康診断で血糖値が高いという結果が数年も続いてから、ようやく来院される方が少なくありません。**病気は早く対処すれば治りやすく、対処が遅くなればなるほど、痛みもリスクも治療費も増してしまいます。**病気にならない健康のコツを知らなかったがために、ちょっとしたケアで防ぐチャンスを逸してしまった人も多くいます。

本書は、**糖尿病や高血圧、肥満、痛風、認知症、腎臓病、肝臓がん、心筋梗塞《しんきんこうそく》や狭心症、脳出血や脳梗塞**——まで、「あらゆる生活習慣病のもととなるものの正体」と、いつもの食事や歯みがきに**たった1分プラスするだけで、病気のもとが去っていく、すごい健康のコツ**

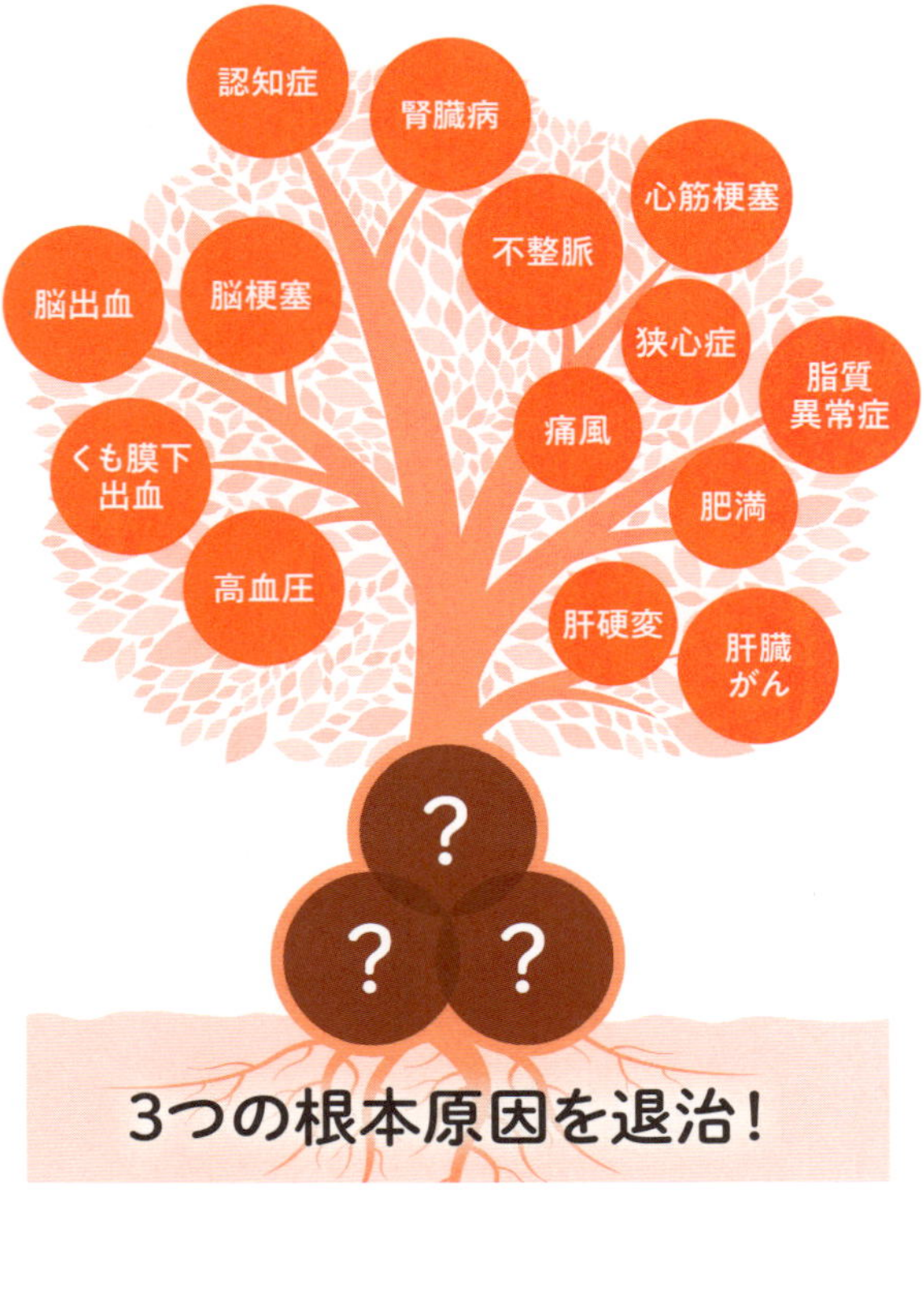

を明かしていきます。

ズボラな人でもラクラク1分でできるので、**長く続けられ、改善効果が高い**ものばかりです。例えばこうです。

「おやつに〝あるもの〟を食べる」

「コーヒーよりも〝あるもの〟を飲む」

「ごはんのときに〝あること〟をする」

大切な人にもぜひ、この命を救う健康知識を伝えてあげてください。

全部をやらなくてもいいのです。「1分健康コツ」というマークのあるものや気に入ったものをまずは3日間続ければ、必ず「病気にかかりにくくなった」「体調がいい!」と、うれしい変化を感じていただけるはずです。

毎日の1分で、健康寿命を長ーく変えていきましょう!

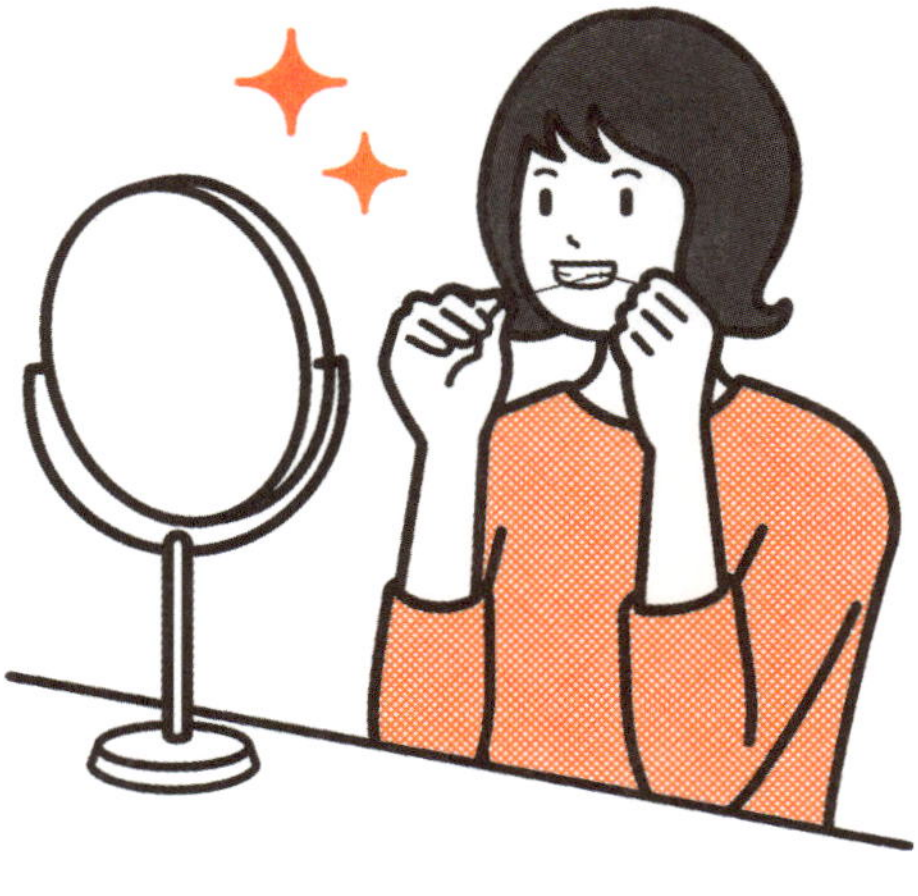

栗原クリニック
東京・日本橋院長
栗原 毅

CONTENTS

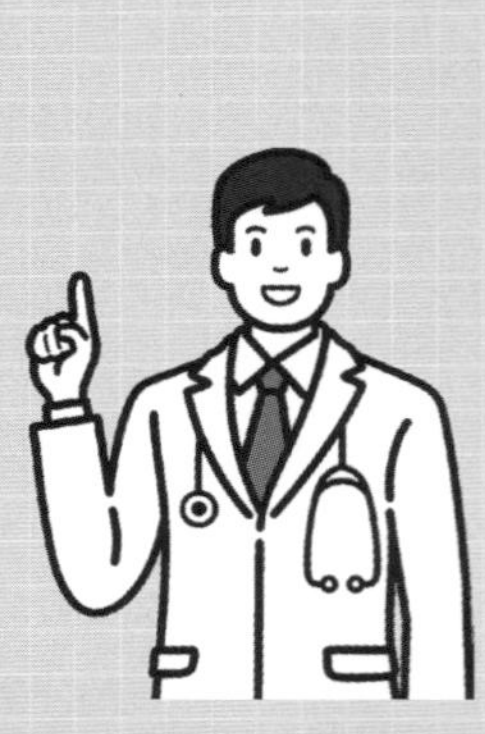

第3章

「病気が治りにくい」なら脂肪肝かもしれない

第4章

「病気の原因を全身に運ぶ」ドロドロ高血糖の弱点は？

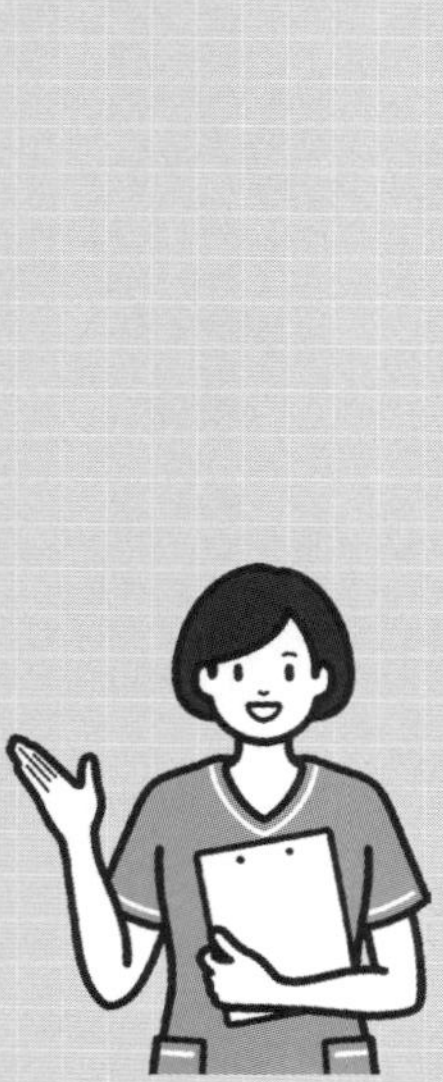

CONTENTS

第7章 実践！ 脂肪肝・高血糖を治す「運動」の1分健康コツ

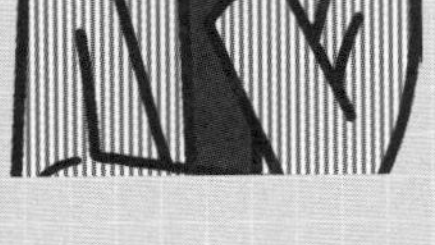

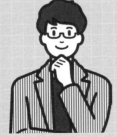

編集協力　川内昭治
イラスト　齋藤ヨーコ／岩部明美（あけたろう事務所）／杉本綾子
本文デザイン・図版・DTP　有限会社アイル企画

第1章

サイレントキラー――、
それは忍びよる殺し屋のような病《やまい》。
痛みなどのはっきりとした
初期症状のないままに進行して
気づいたときには手遅れとなり、
命に関わる事態を招く病気のこと。
いったい、どんな病気なのか？
知れば運命が変わる、その驚きの正体とは!?

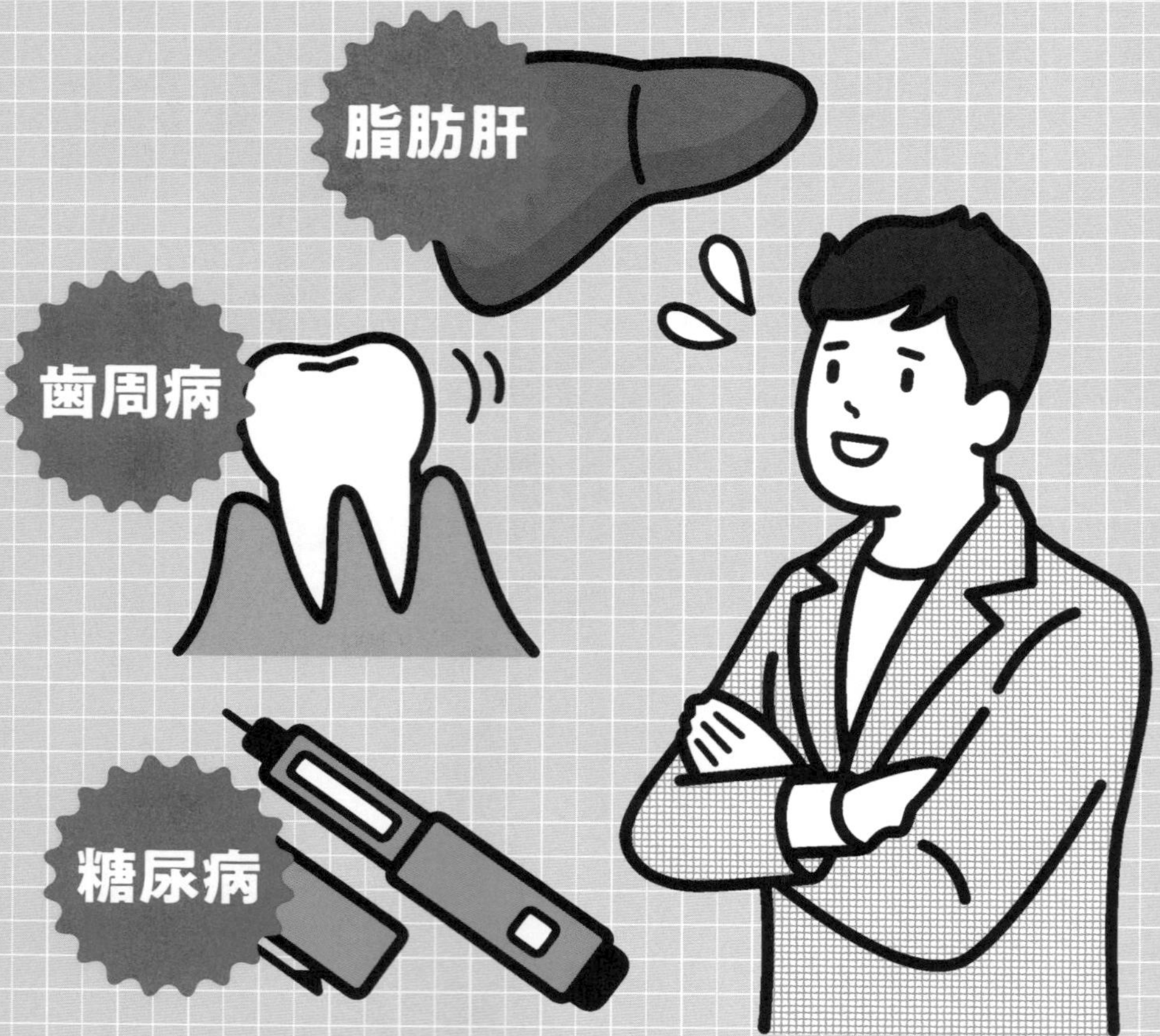

忍びよる3つの
サイレントキラー
その驚愕の正体

◆ 脂肪肝は病気の始まり。
高血糖、歯周病を併発していることも

◆ 歯周病が脂肪肝や糖尿病の悪化に
大きく関わっている!

……ほか

1

脂肪肝は病気の始まり。高血糖、歯周病を併発してることも

一生懸命に治療をし、運動もしているのに、なかなか生活習慣病がよくならない――そんな人が近年増えています。そうした人の共通点は？ そのひとつ目は、**脂肪肝を患っていること**です。脂肪肝を患っていると、なぜ、生活習慣病が治りにくいのでしょうか？ その理由は、生活習慣病のほとんどが「血管病」だから。そう、**脂肪肝は、「血管の状態を悪くする」のです**。

血液中の余分なブドウ糖を肝臓で処理しきれなくなって「高血糖」の状態が続くと、活性酸素が発生し、動脈硬化が進行して狭心症や脳梗塞などの重篤《じゅうとく》な病気を引き起こします。また、アルツハイマー型認知症にも脳の血流が悪化して脳の神経細胞が破壊されて発症するタイプがあることがわかってきました。健康な脳細胞は、たっぷりの栄養素と酸素を必要とし、それを運ぶのが血液です。ところが、血管が硬ければ、体の最上部にある脳にまで十分な血液が運べません。その結果、**脳の神経細胞が損傷されてしまうのです**。だから生活習慣病を予防し、改善するためには、脂肪肝を退治する必要があるのです。

生活習慣病がよくならない人たちの共通点の2つ目は、歯周病があること。歯周病菌は、全身の病を発症させる引き金となります。3つ目の共通点は、血糖値が高め（糖尿病予備群）であること。**この3つが、さまざまな病気の根本にあるのです。**本書でこれらを退治する「1分健康コツ」を明かします。

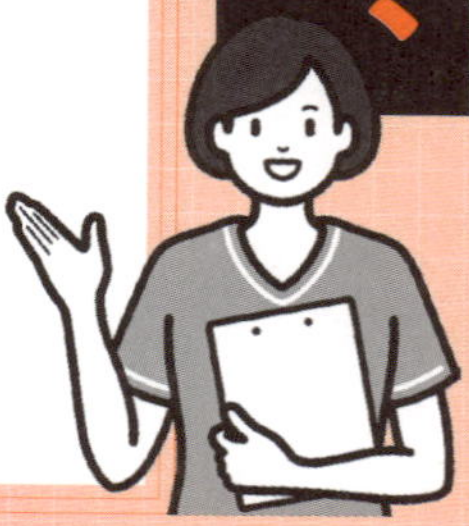

脂肪肝は生活習慣病の前兆

脂肪肝から始まり、血液や血管の異常を通して生活習慣病につながる。

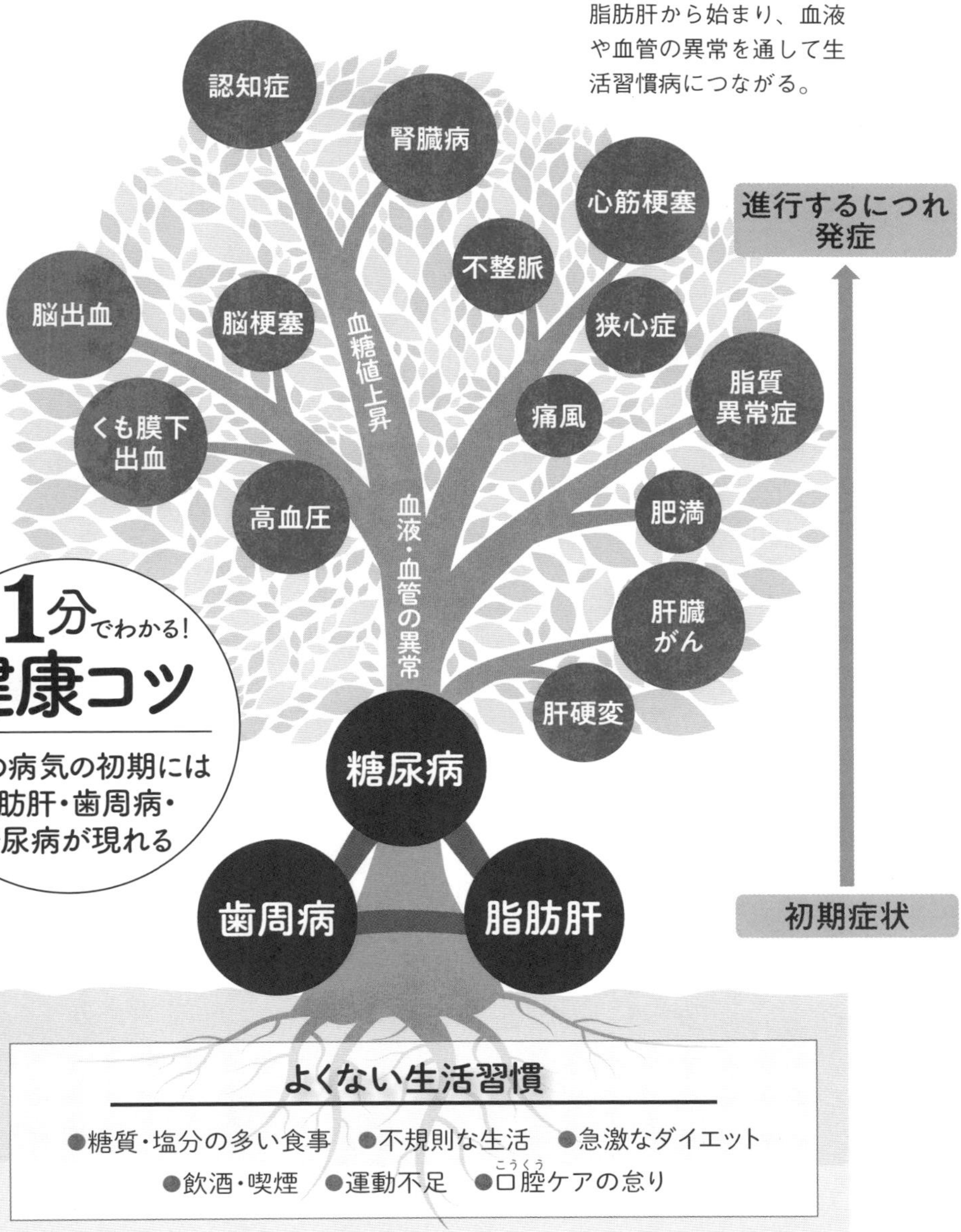

1分でわかる！健康コツ

多くの病気の初期には脂肪肝・歯周病・糖尿病が現れる

よくない生活習慣

●糖質・塩分の多い食事 ●不規則な生活 ●急激なダイエット ●飲酒・喫煙 ●運動不足 ●口腔《こうくう》ケアの怠り

2

歯周病が脂肪肝や糖尿病の悪化に大きく関わっている！

糖尿病の多くは、「脂肪肝」という状態を経てから発症することをご存じでしょうか。

食事で糖質をとりすぎると、余分な糖を分解するためにインスリンというホルモンがすい臓から大量に分泌されます。すると糖質は中性脂肪に変えられて肝臓内に蓄積されます。

この蓄積された**中性脂肪が30％を超えた状態の肝臓が脂肪肝**です。

脂肪肝の状態から、さらに中性脂肪が増えると、内臓脂肪、皮下脂肪の順で脂肪がたまっていきます。特に、内臓に脂肪がたまるとメタボリックシンドロームと呼ばれる状態となり、心筋梗塞や脳梗塞といった動脈硬化疾患などにつながるのです。

この**脂肪肝や糖尿病の悪化に大きな影響を与えるのが、まさかの歯周病菌**。歯周病菌が歯周病を起こすと、病巣から「炎症性サイトカイン」という物質が産生されます。この物質が血液中に増えすぎると、インスリンの働きを妨げてしまいます。その結果、血糖値が下がりづらい状態が長く続いて血糖コントロールが難しくなり、糖尿病が進行してしまうのです。

糖尿病で血糖値が上がれば脂肪肝は進行し、糖尿病が悪化すれば、歯ぐきの毛細血管がもろくなって歯周病も悪化していく。ひとつ悪いものがあると、ほかの2つもつられて悪くなっていく——13ページの病気の樹の根元にある**歯周病と脂肪肝、糖尿病の3つが、まさに負のスパイラルを形成する**のです。

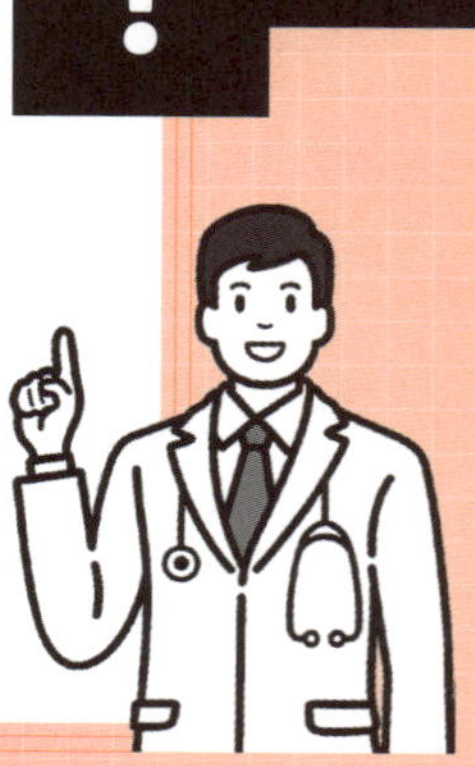

歯周病、脂肪肝、糖尿病が一気に悪化する負のスパイラル

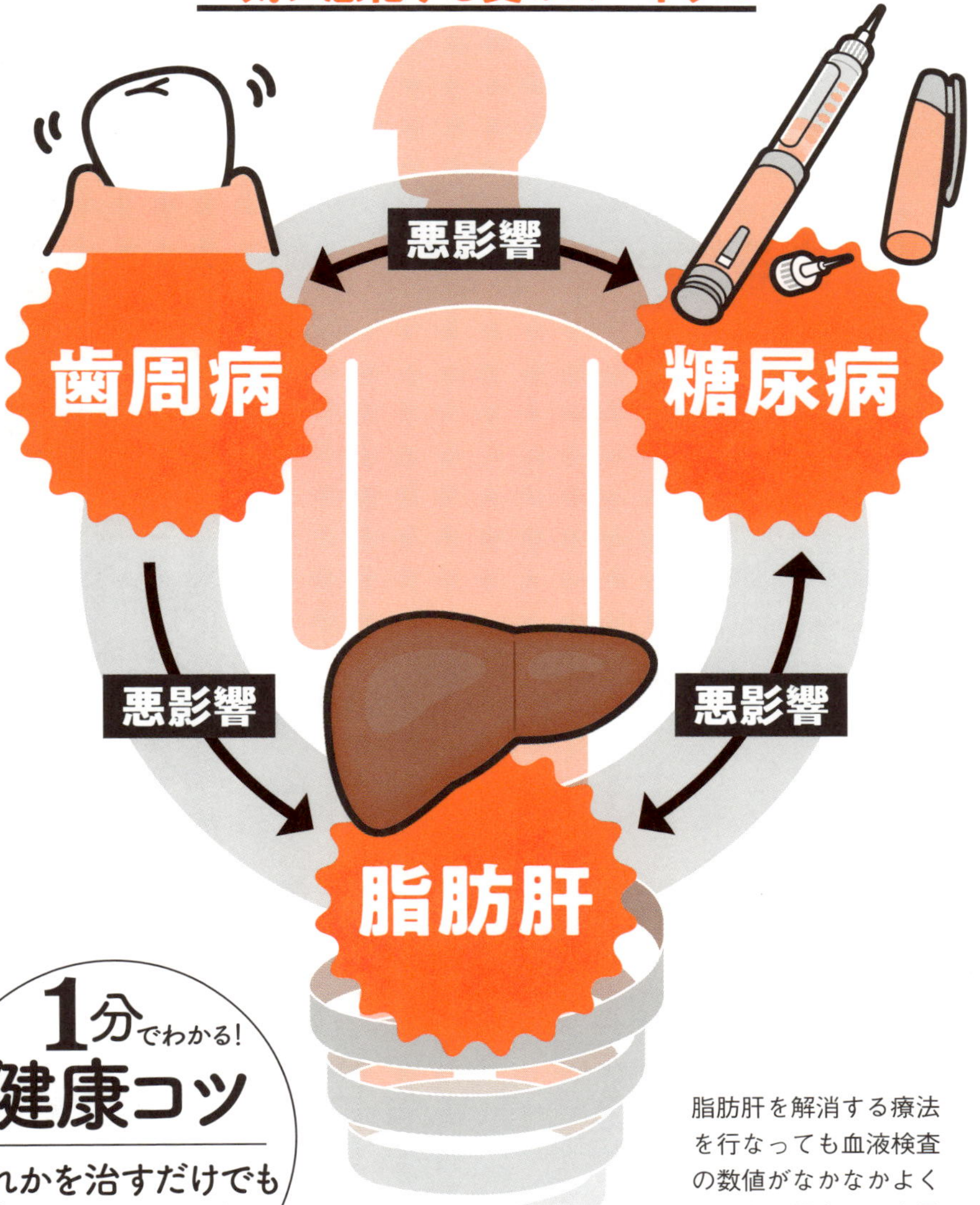

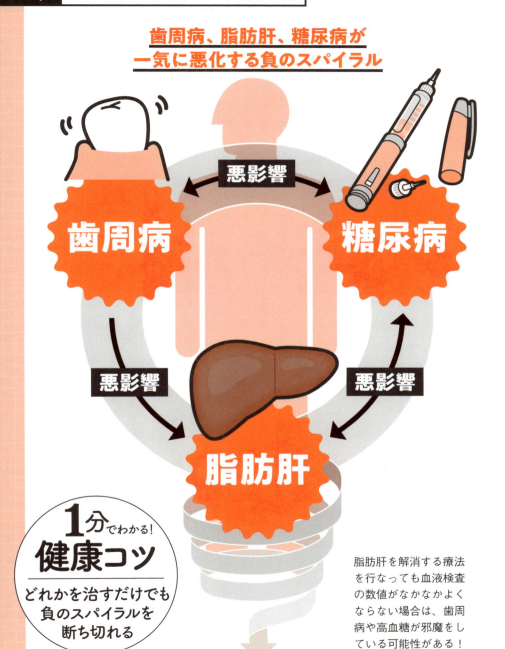

1分でわかる！健康コツ

どれかを治すだけでも負のスパイラルを断ち切れる

脂肪肝を解消する療法を行なっても血液検査の数値がなかなかよくならない場合は、歯周病や高血糖が邪魔をしている可能性がある！

3

沈黙の臓器といわれるほど、肝臓は辛抱強く症状が出にくい

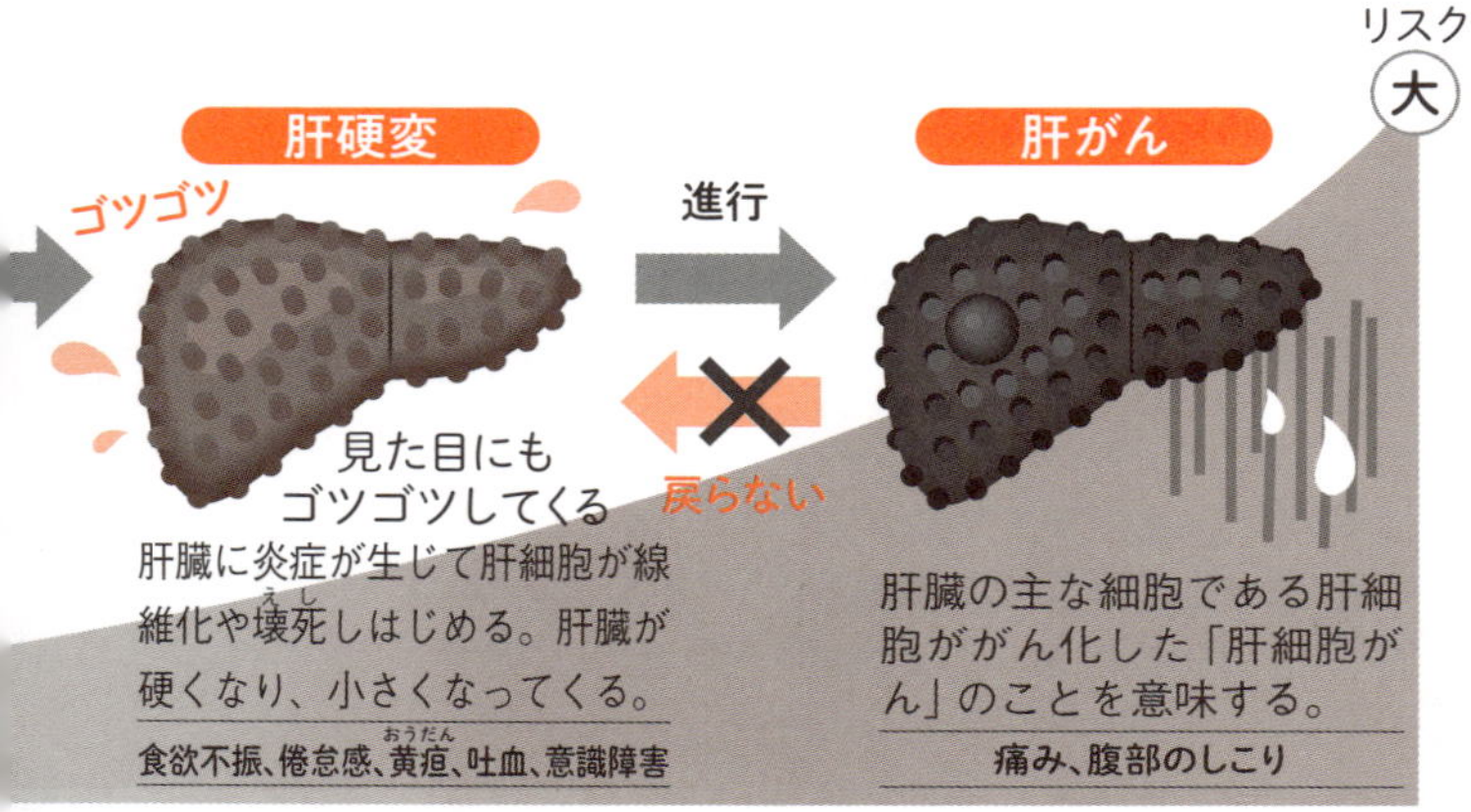

肝硬変
ゴツゴツ
見た目にも
ゴツゴツしてくる
肝臓に炎症が生じて肝細胞が線維化や壊死《えし》しはじめる。肝臓が硬くなり、小さくなってくる。
食欲不振、倦怠感、黄疸《おうだん》、吐血、意識障害
進行
戻らない
リスク
大
肝がん
肝臓の主な細胞である肝細胞ががん化した「肝細胞がん」のことを意味する。
痛み、腹部のしこり

３つ以上当てはまったら、脂肪肝の可能性大です。

- □口の中が乾いていると感じることがある
- □ご飯を2膳以上食べる日が、週に5日以上ある
- □食事にかける時間は10分以内が多い
- □朝起きたとき、疲れが取れていないことがある
- □収縮期血圧（最高血圧）が130㎜ Hg以上ある

肝細胞の中に中性脂肪が30％以上蓄積されると、「脂肪肝」と診断されます。脂肪肝が進行すると、肝細胞が炎症を起こして壊れはじめます。

さらに進むと、線維化が起きて硬くなり、「肝炎」を経て、「肝硬変」や「肝臓がん」にまで進展してしまうこともあります。そのほかにも、血液がドロドロになって動脈硬化が引き起こされ、脳梗塞など生活習慣病のリスクが高まります。

恐ろしいのは、肝臓の中性脂肪の蓄積が多くなっても、はっきりした自覚症状がないこと。**肝臓には痛みを感じる神経がない**

脂肪がパンパンにたまったのが脂肪肝

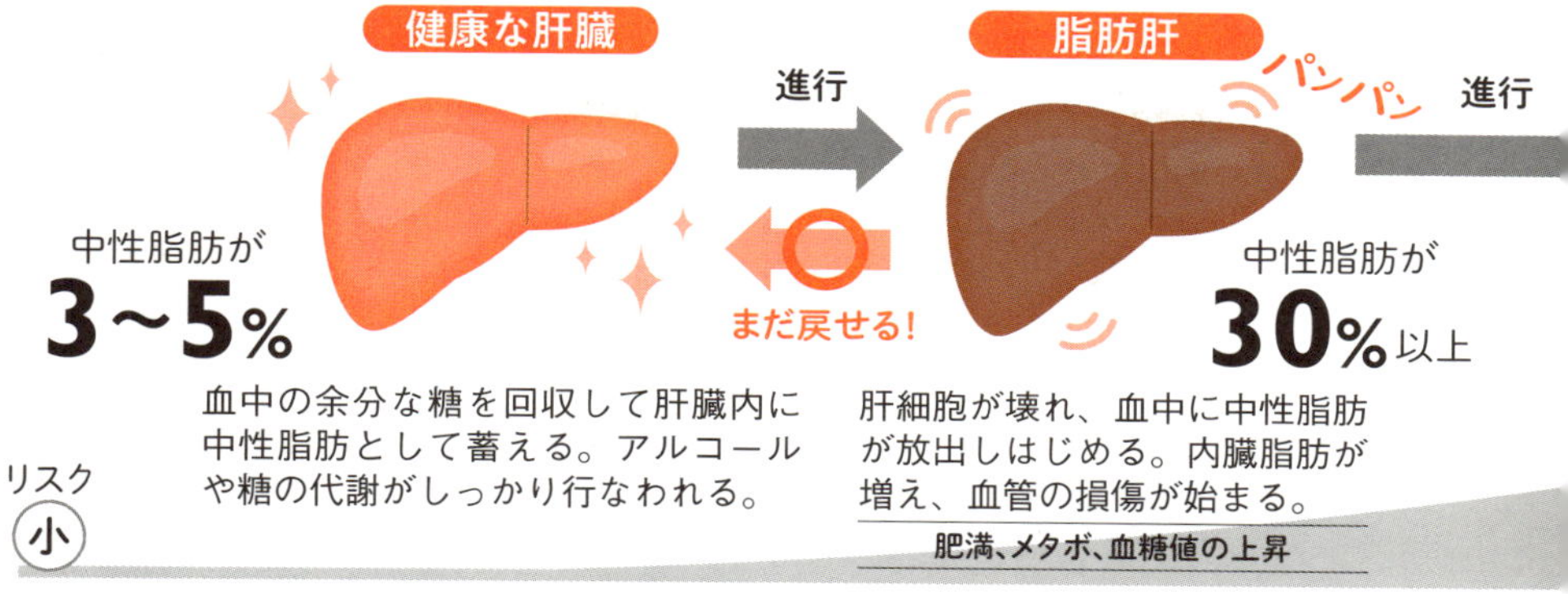
健康な肝臓
進行
脂肪肝
パンパン
進行
中性脂肪が
3〜5%
まだ戻せる!
中性脂肪が
30%以上
血中の余分な糖を回収して肝臓内に中性脂肪として蓄える。アルコールや糖の代謝がしっかり行なわれる。
肝細胞が壊れ、血中に中性脂肪が放出しはじめる。内臓脂肪が増え、血管の損傷が始まる。
リスク
小
肥満、メタボ、血糖値の上昇

CHECK! 脂肪肝セルフチェック

下記の項目をチェックしてみましょう。

- □お腹が出てきた
- □筋肉が衰えてきた
- □習慣化している運動がない
- □歯の手入れがおろそかになっている
- □食事をするとき、主食から食べる
- □めん類を週に3回以上食べる
- □ほぼ毎日、フルーツを食べる
- □味の濃いものが好き
- □お酒は毎日飲む
- □夜、寝つきが悪いことがある
- □たばこを吸う

ので、肝細胞がダメージを受けて破壊されても痛くないため、なかなか気づけません。肝臓が「沈黙の臓器」と呼ばれる所以《ゆえん》です。早いうちに脂肪肝に気づくことが、病気のもとを消し去る方法だと覚えておいてください。

運命が変わります。

脂肪肝に痛みはありませんが、肝機能が低下すると、アルコールの分解や糖の代謝が悪くなるため、お酒に弱くなり、二日酔いや悪酔いをしやすくなります。また、食後、急激に眠くなることが増え、脂肪がたまりやすい体になります。

このかすかなサインに思い当たることがあれば、本書で生活を改善しましょう。

1分健康コツ

上記の「脂肪肝セルフチェック」をする

4 歯周病はサイレントディジーズ。自覚症状がないままどんどん進む

歯周病は、30代から急増し、40代では約半数が罹《かか》っている病気で、放置しておけば進行し続けます。自覚症状がない「サイレントディジーズ」（沈黙の病）とも呼ばれ、気づいたときには手遅れで、歯を抜くしかないケースも少なくありません。

歯が抜ける原因は、歯周病が最も多く、37・1％。次いでむし歯（う蝕《しょく》）が29・2％となっています。

この2つは歯の2大疾患とされており、いずれも感染症です。むし歯は歯を溶かす病気ですが、歯周病は、歯を支える土台となる歯ぐきや歯槽骨《しそうこつ》の病気なので、たとえ歯が健康でも抜けてしまうことがあります。それだけにとどまりません。歯周病は、糖尿病や認知症、虚血性心疾患など、全身の病気の入り口として危険視されています。

歯があるうちは気づかないものですが、**歯を失うと、生活の質が一気に低下**しがちです。

分厚い肉が噛めなくなりますし、歯のない見た目を気にして思いっきり笑えなくなったり、人に会わなくなったりして、生活の選択の自由が少しずつ奪われていくのです。

実際、**歯の本数と閉じこもりの関係性を調べた結果、歯の本数が少なくなるほど閉じこもる率が上がった**という報告があります。さらに、残っている歯の少ない人ほど健康寿命が短く、寝たきり状態が長いというデータもあります。**歯周病は口だけの問題ではなく、人生の質に大きく関わっている**のです。

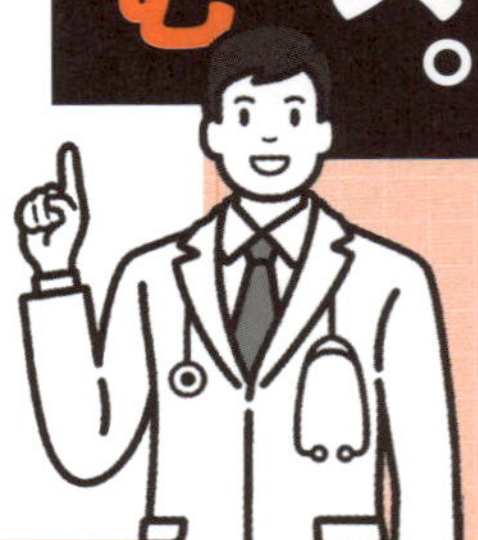

歯を失う原因

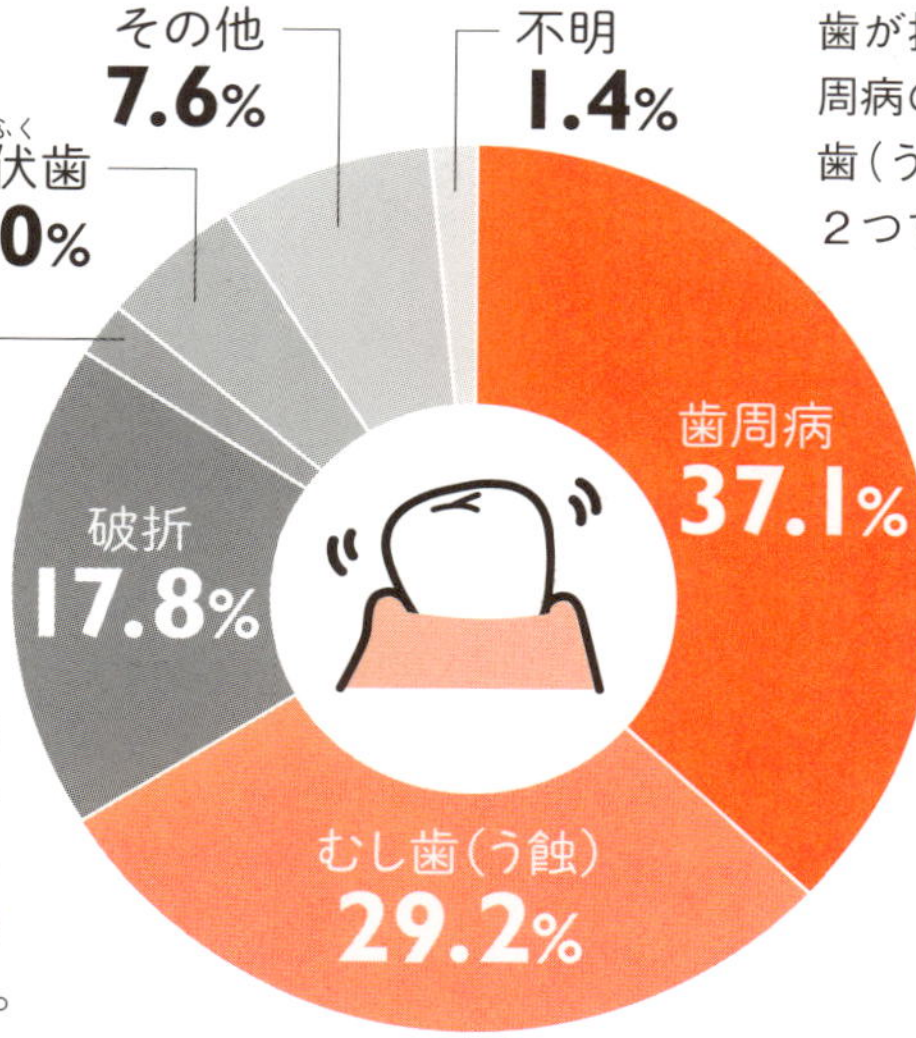

歯が抜ける原因の１位は歯周病の37.1%、続いてむし歯（う蝕）の29.2%と、この２つで６割以上を占める。

＊埋伏歯：歯ぐきまたは骨に埋まっていて自力で生えてこられなくなった歯。親知らずもそのひとつ。

出典：公益財団法人8020推進財団「第２回永久歯の抜歯原因調査」（2018年）より改変

歯を失う原因（世代別）

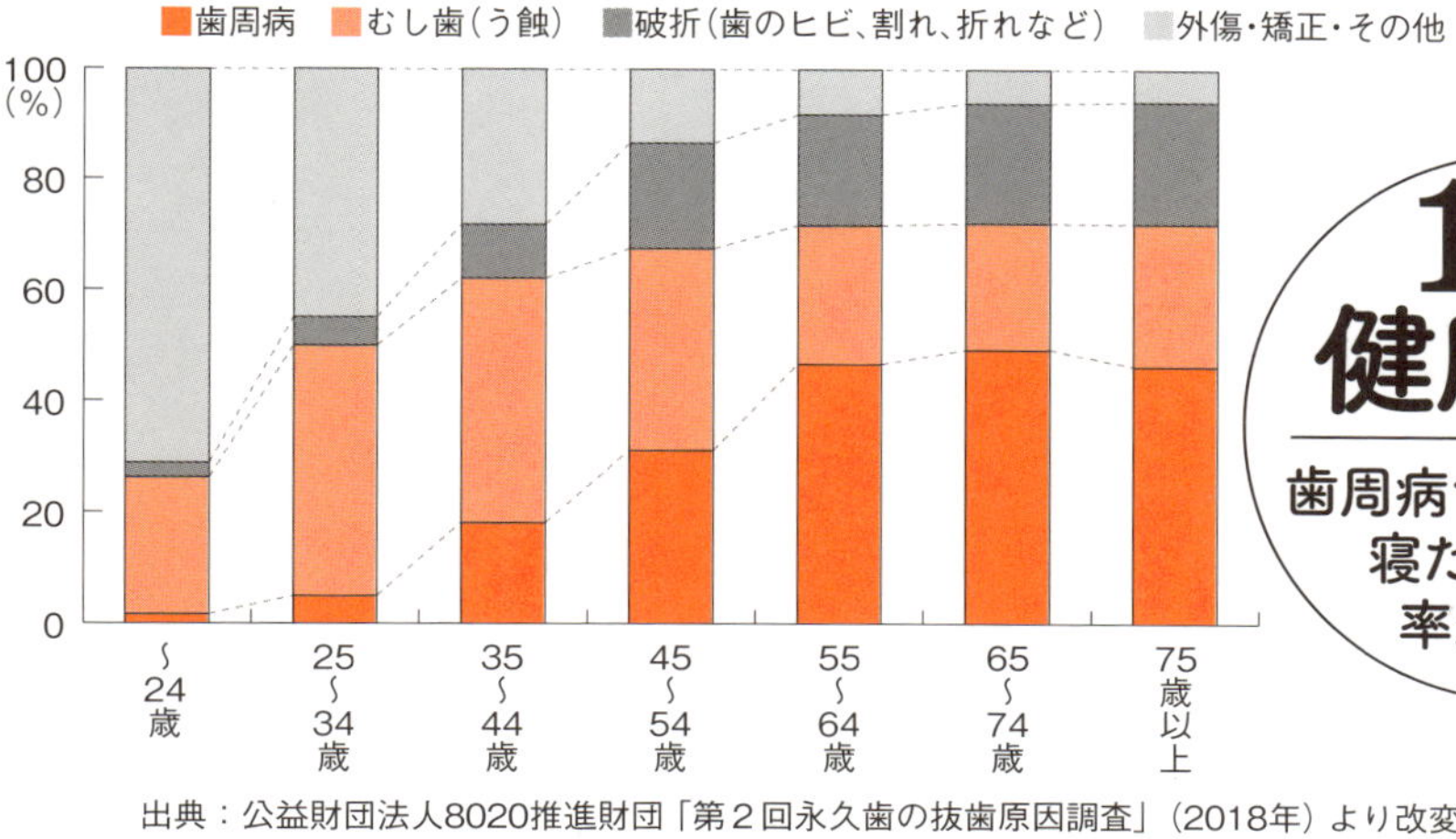

出典：公益財団法人8020推進財団「第２回永久歯の抜歯原因調査」（2018年）より改変

歯を失う原因は、55歳以上では歯周病が最も多い。

1分でわかる！健康コツ

歯周病で閉じこもりや寝たきりになる率が上がる

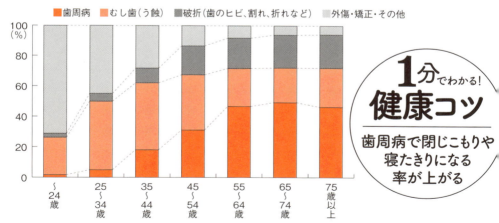

第2章

さわやかな笑顔や健康な人に
似つかわしくないもの。
それは、むし歯、口臭、歯周病——。
軽く考えられがちな歯周病ですが
その影響は口の中だけにとどまりません。
脳へ心臓へ……全身に広がっていき
病気の発症に関わっているのです。

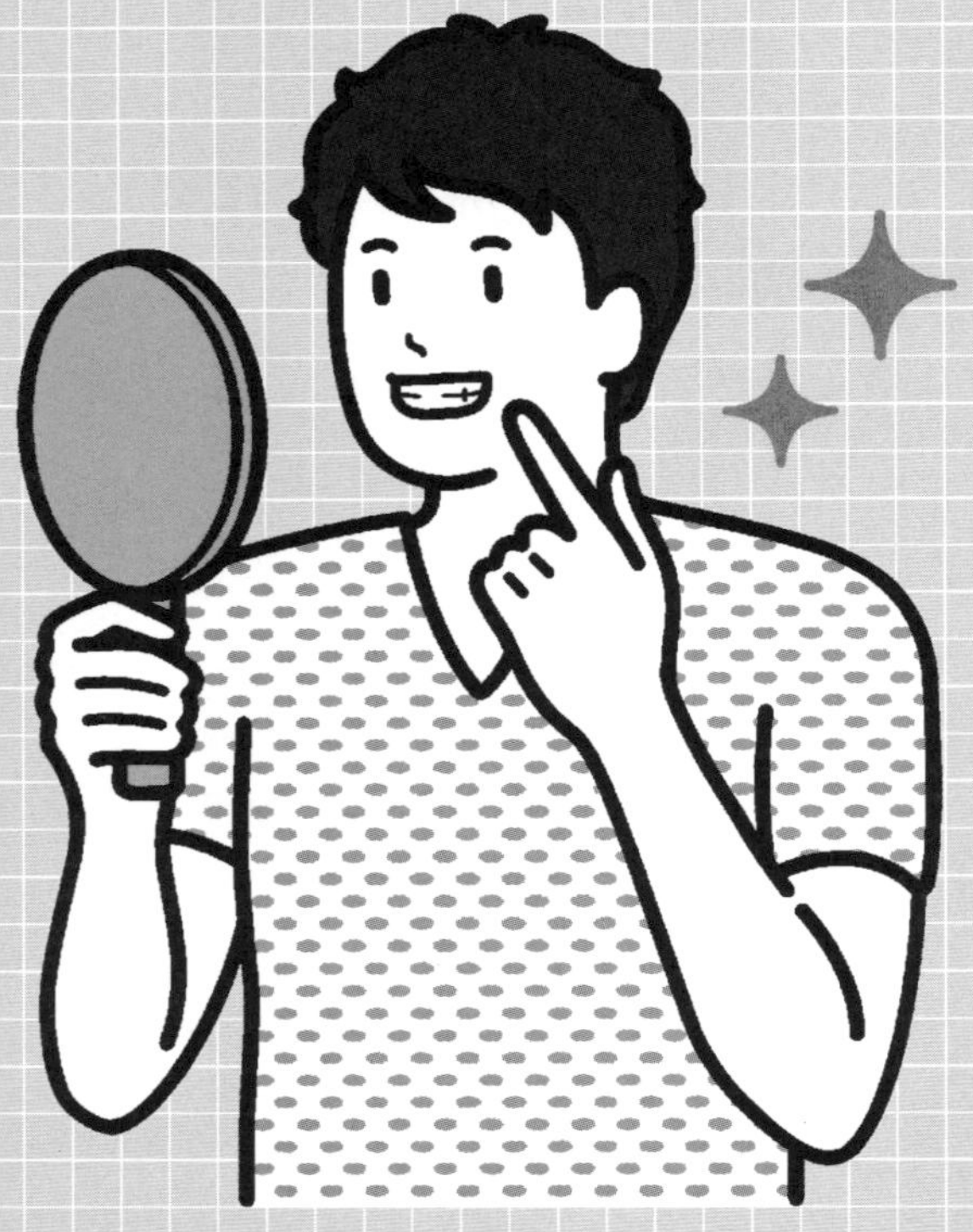

「さまざまな病気を発症させる」菌の正体

- 歯周病菌で健康寿命が決まる!?
  予備群含め歯周病の人が8割
- 歯周病菌が腸内環境を乱している
- 歯周病菌により
  認知症の物質が作られる
- お口が臭いと太りやすい?

……ほか

5

歯周病菌で健康寿命が決まる!?

予備群合め歯周病の人が8割

健康のバロメーターともいわれる口。頬《ほお》の内側や歯ぐき、舌などはやわらかい粘膜がむき出しになっているので、血管の状態がよくわかります。**こうした口の中の状態で特に注意したいのが、歯を失う原因の多くを占める「歯周病」**です。

2022年の「歯科疾患実態調査」（厚生労働省）によると、歯周ポケットの深さが4㎜以上の、やや進行した歯周病の歯がある人が、約5割いました。年齢層別で見ると、高齢になるほどその割合が高くなっています（左のグラフ参照）。

これに、歯ぐきが痛い、腫《は》れている、出血がある、歯石がある、などの歯周病予備群の人たちを加えると、**成人の約8割が歯周病**となり、もはや国民病といっても過言ではありません。にもかかわらず、これまで多くの人は「生命に関わる危険はない」と勝手に解釈して、軽んじることがほとんどでした。

ところが、口腔《こうくう》機能の低下は、けっして口だけの問題では終わらないのです。

例えば、**歯周病と糖尿病の関係については、豊富なエビデンスが得られて**います。**歯周病の人は、健康な人より血糖値が上がりやすく、糖尿病が進行しやすい**ことがわかっています。ほかにも心臓病などの生活習慣病や、認知症などさまざまな病気との関係が報告されているのが歯周病菌。そのため、歯周病を治療し、予防することが万病を避けるコツなのです。

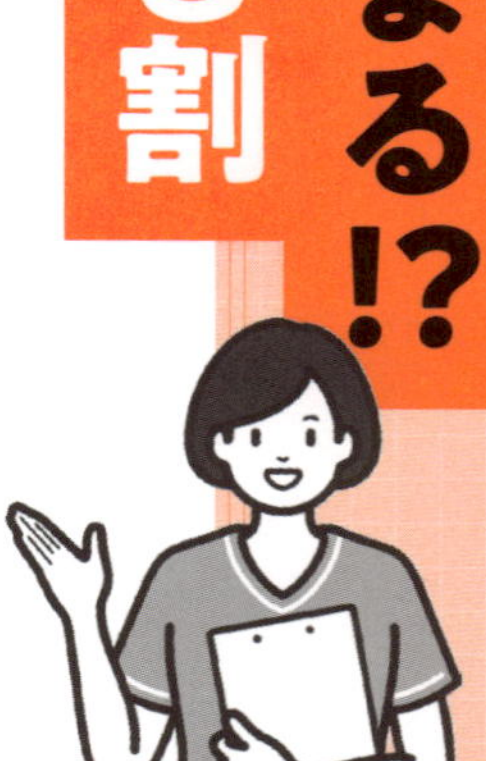

歯周ポケットのある人の割合

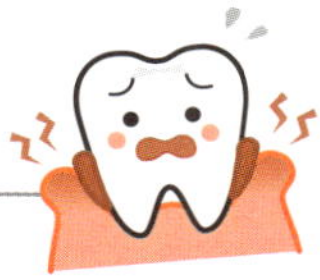

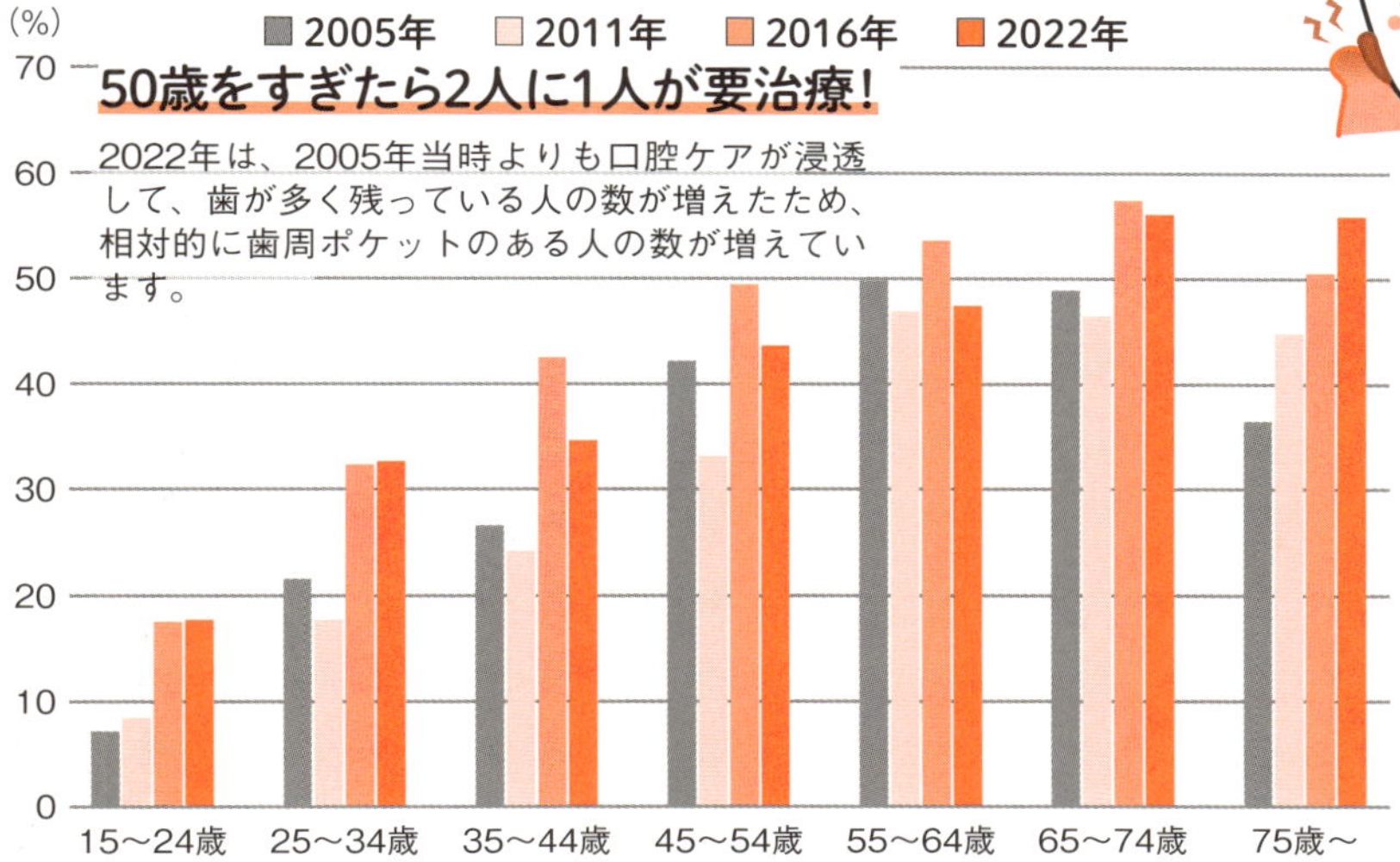

出典：厚生労働省「令和4年（2022）歯科疾患実態調査結果の概要」より

歯周病が全身にもたらす影響

歯周病の問題は口の中だけにとどまらず、糖尿病や脂肪肝を引き起こし、さまざまな疾患へとつながる。

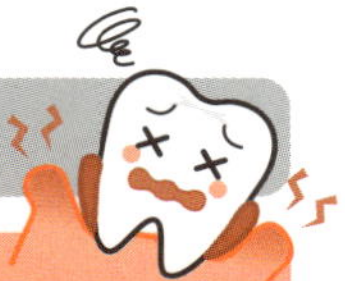

1 ケアを怠り、歯周病となる

2 炎症のある組織から「炎症性サイトカイン」が発生する

3 傷ついた歯ぐきの毛細血管から「炎症性サイトカイン」が入り込み、血流に乗って全身を巡る

脂肪細胞が肥大し、脂肪を蓄える

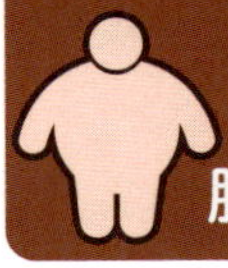

↓

肥満

動脈硬化を促進する

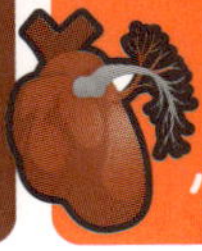

↓

心筋梗塞

インスリンの働きを阻害し、血糖値や中性脂肪値を上げる

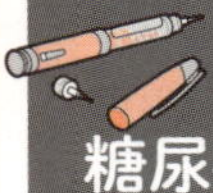

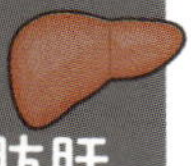

↓

糖尿病・脂肪肝

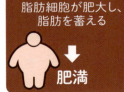

6 プラーク（歯垢）を放置すると歯周病になる

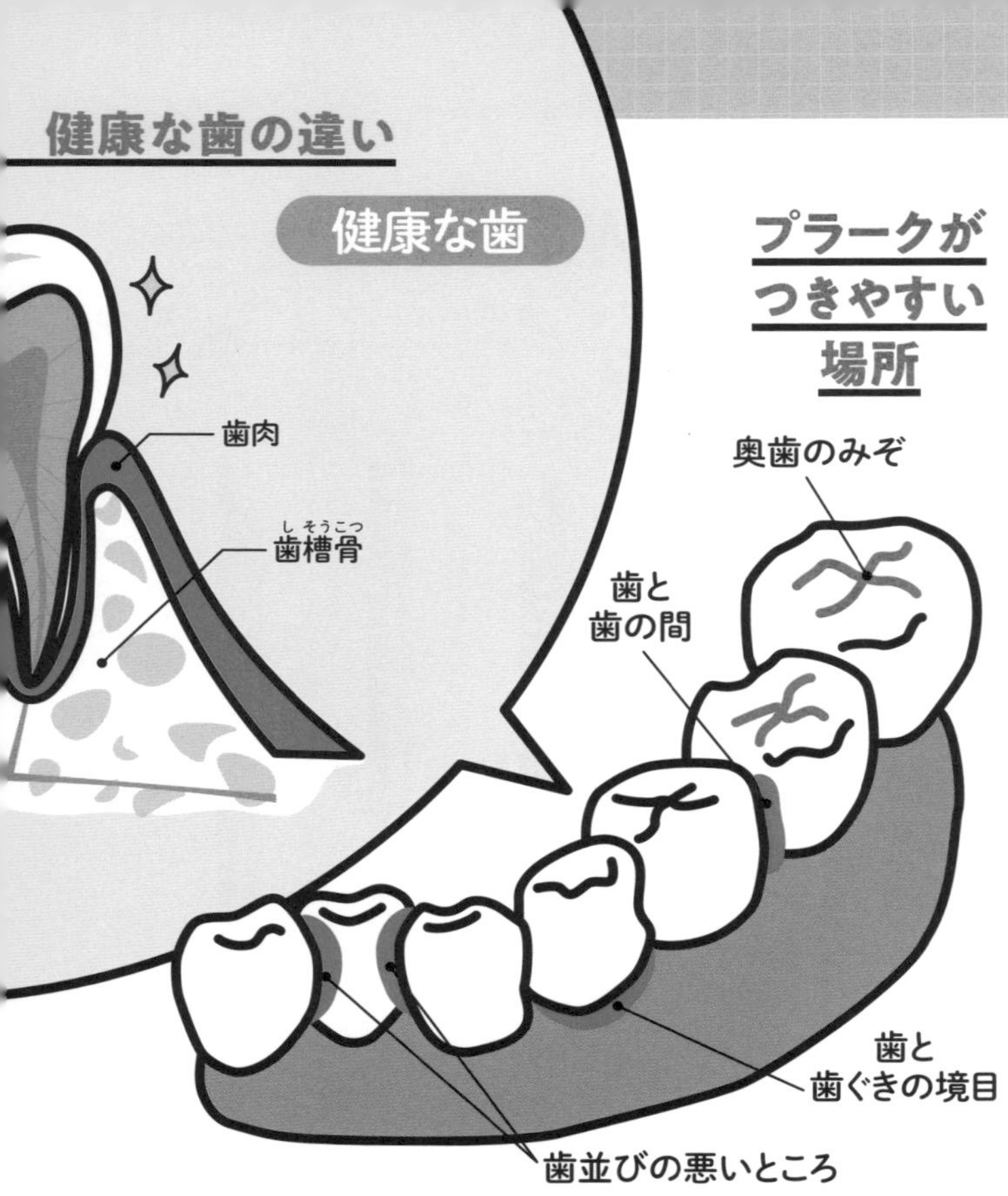

歯周病になる最大の原因は、歯みがきで除ききれなかった**プラーク（歯垢《しこう》）**です。

プラークは、細菌と代謝物のかたまりであり、これを単なる**食べかすだと思ったら大間違い**。

プラークは大量の微生物を含んでおり、その7割は細菌です。最初は酸素が必要な細菌（好気性菌）の割合が多くなっていますが、プラークが大きく厚く成長するほど酸素が中に入りにくくなるので、酸素を必要としない細菌（嫌気性菌）が増えていきます。そして、唾液中のカル

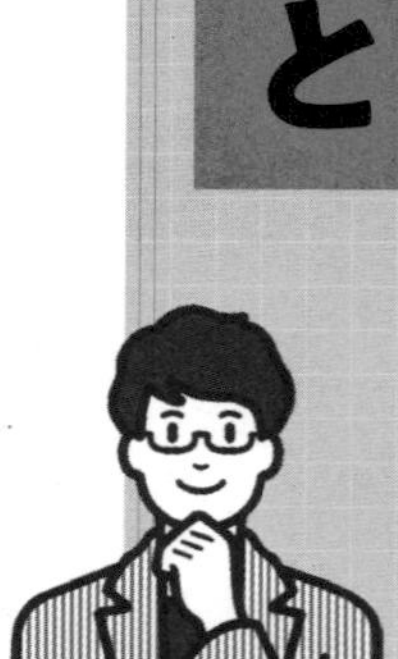

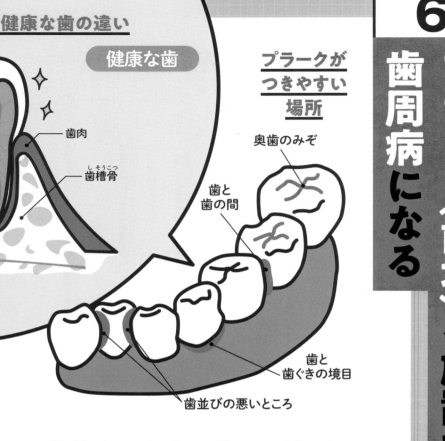

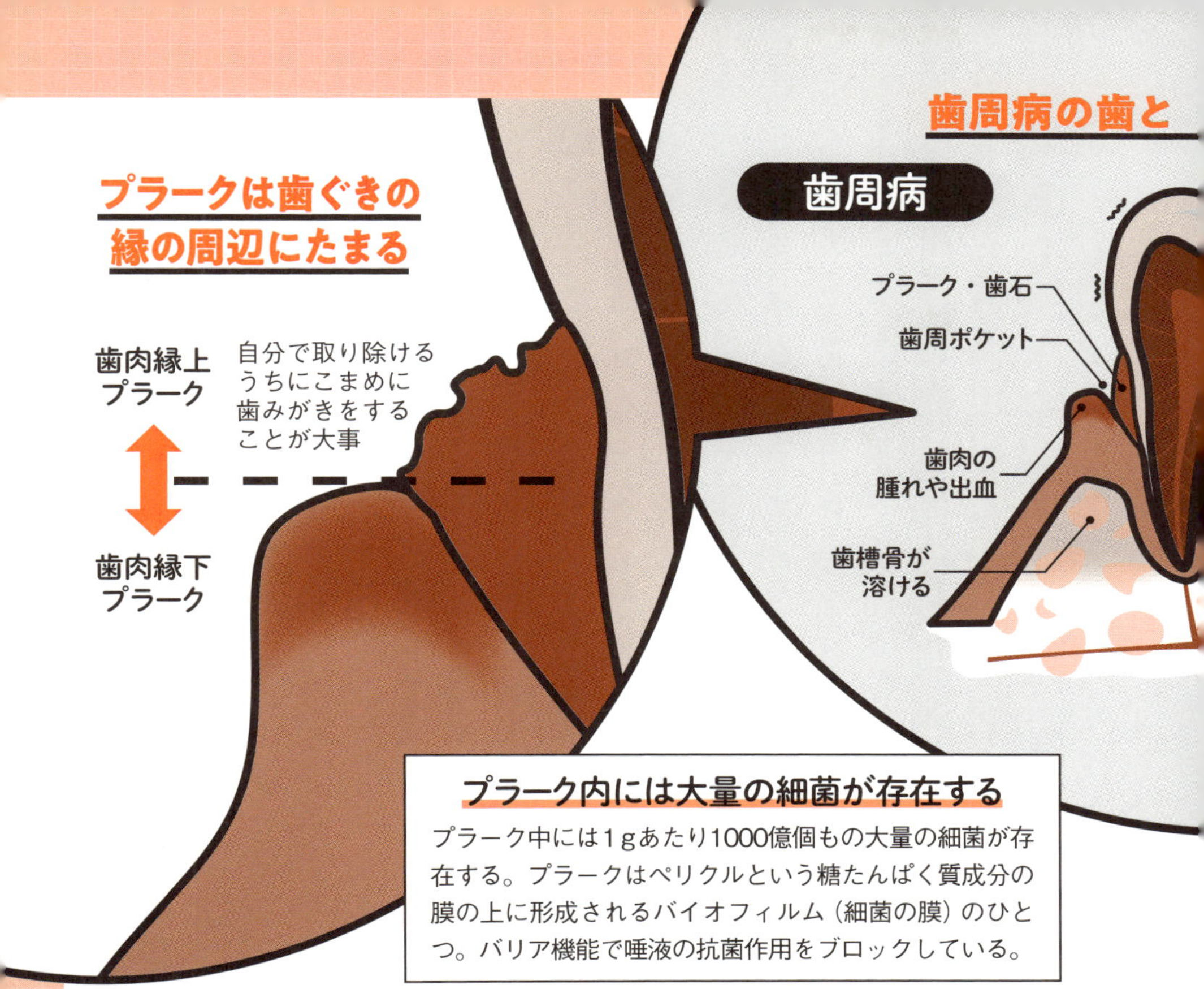

プラーク内には大量の細菌が存在する

プラーク中には1gあたり1000億個もの大量の細菌が存在する。プラークはペリクルという糖たんぱく質成分の膜の上に形成されるバイオフィルム（細菌の膜）のひとつ。バリア機能で唾液の抗菌作用をブロックしている。

シウムやリンといった成分によりプラークが石灰化することで**硬い歯石に変わっていきます**。こうなると歯ブラシでは落とせません。しかもその歯石には、軽石のようにたくさんの細かい穴が空いていて、細菌の絶好の棲《す》み処《か》になります。細菌のマンションが建つのです！

そうなってしまう前に、プラークはこまめに取り除くことが重要です。

歯周病菌は、ほとんどの人の口の中に常に存在する常在菌ですが、歯周病をなかなか発症しない人もいます。歯周病は歯周組織の抵抗性と細菌の攻撃力のバランスが崩れたときに起こるので、細菌の攻撃力でいえば口内が歯周病菌が増殖しやすい環境かどうかによって結果は大きく異なるのです。プラークを効果的に取り除く方法は、第５章で詳しく述べます。

7 こんなところにも！ 歯周病は全身の病気に影響すると判明

出血や口臭があり、歯を失うことはあるけれど、痛みはそれほどなく、ましてや命の危険もない、と思い込んで、歯周病を放置してきた人も多いのでは？　しかし、**初期段階の歯肉炎を除き、歯周病は一度なってしまったら、自然治癒《ちゆ》することはありません。**

放置していたら病状は確実に進行していき、最悪、歯が抜け落ちてしまいます。

その悪影響は口の中だけにとどまりません。悪玉菌である歯周病菌は全身に広がっていき、歯周病菌が血管内に入り込むと、免疫反応を引き起こし、血管に炎症が起こり、結果として、動脈硬化を生じさせます。

歯周病を患っている男性は、健康な男性に比べて心筋梗塞のリスクが2倍にはね上がるという研究データもあります。脳梗塞や脳出血など脳卒中のリスクも上がります。

まだまだあります。歯周病菌が大腸にまで達すると、大腸がんや潰瘍《かいよう》性大腸炎のリスクも高まります。糖尿病や高血圧、非アルコール性脂肪肝炎（ＮＡＳＨ）、心臓病、認知症との関係も報告されています。女性の早産、低体重児出産、また、骨粗しょう症や関節リウマチのリスクも上がります。大したことないと侮《あなど》っていた歯周病菌が、万病のリスクを高めていたのです。**気づいたら即、歯科医院で治療しましょう。多くの病気を遠ざける健康のコツです。**

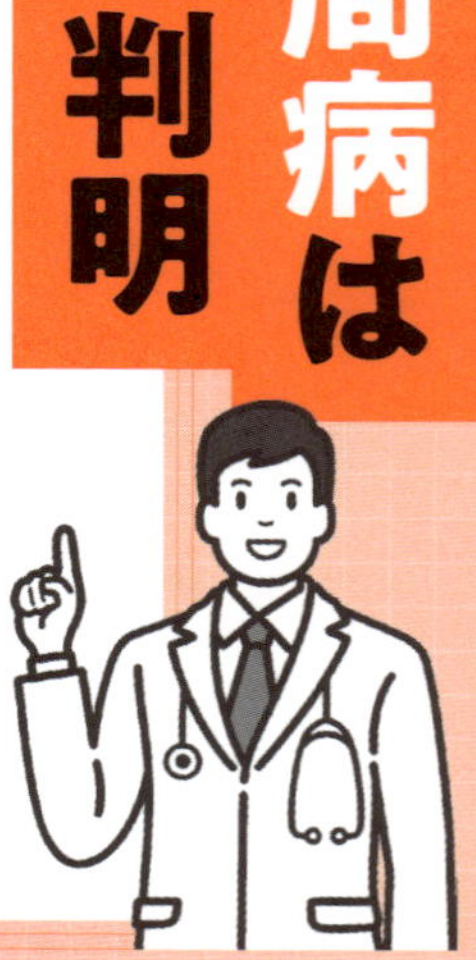

歯周病でリスクが高まる病気

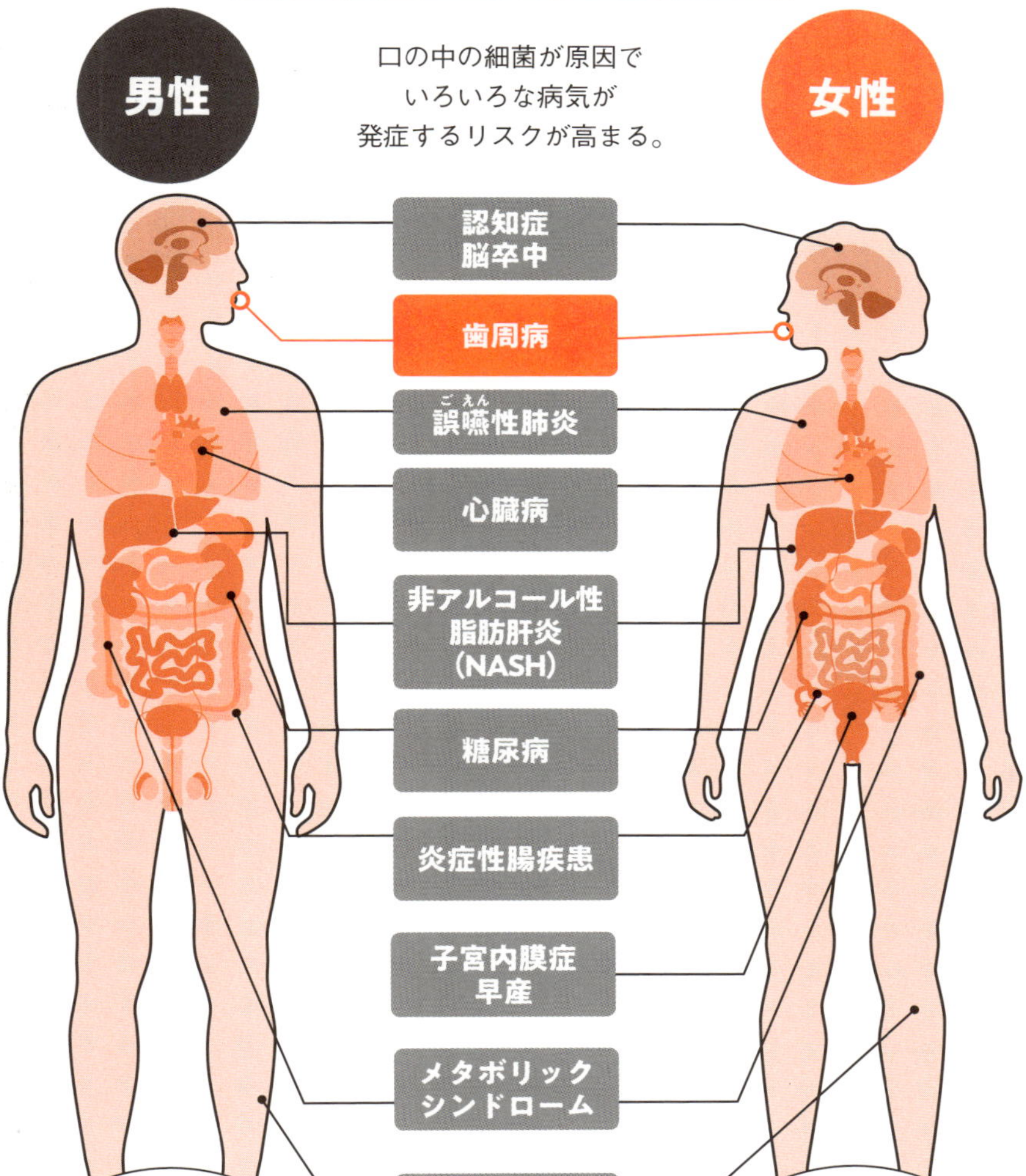

1分でわかる！ 健康コツ

歯周病の
治療は万病を
遠ざける！

1分でわかる！ 健康コツ

歯周病は
歯科で治療しない
と治らない

8 衝撃！ でも納得。歯周病菌はここから全身に広がっていく

本来は口の中にいる菌が、いったいどうやって、腸や心臓、脳などに入り込むのでしょうか？

ひとつは**血管ルート**です。歯周病で傷ついた歯ぐき（歯周ポケット）から、細菌やそれらがもたらす毒素や炎症性物質が毛細血管に入り、血流に乗って全身を巡ります。こうして血流に乗った歯周病菌などによって炎症が慢性化すると、糖尿病や心疾患を引き起こす一因になります。

歯周病菌と全身疾患をつなぐもうひとつのルート、それは**消化管**です。食べものを噛み砕いて口から食道、胃腸へと送るとき、歯周病菌は唾液や食べものに混ざって、強い胃酸にも死滅することなく、一部は腸に達します。

腸は、体内の約7割の免疫細胞が集まって健康を守っている場所です。この重要な部分に歯周病菌が多く紛れ込むと、悪玉菌が優位となり、腸管のバリア機能が低下し、血中の毒素の量が増えてさまざまな病気につながります。また、免疫力の低下を招きます。免疫力が低下すれば、風邪などの感染症にもかかりやすくなり、がんのリスクも上がります。怖いですね。口の中が汚いとがんのリスクも高まるとは……。

血管と消化管という2つのルートを通ることで、歯周病菌は、全身のさまざまな病気のリスクとなるのです。したがって、口の中をケアすることは、全身の健康維持にも大いに役立ちます。

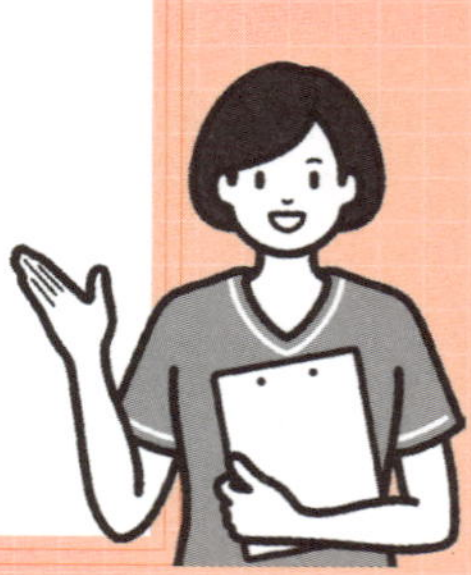

W《ダブル》のルートで全身に運ばれる歯周病菌

血管ルート

歯ぐきの傷口
↓
口内の血管
↓
全身の血管へ
↓
各器官の疾患

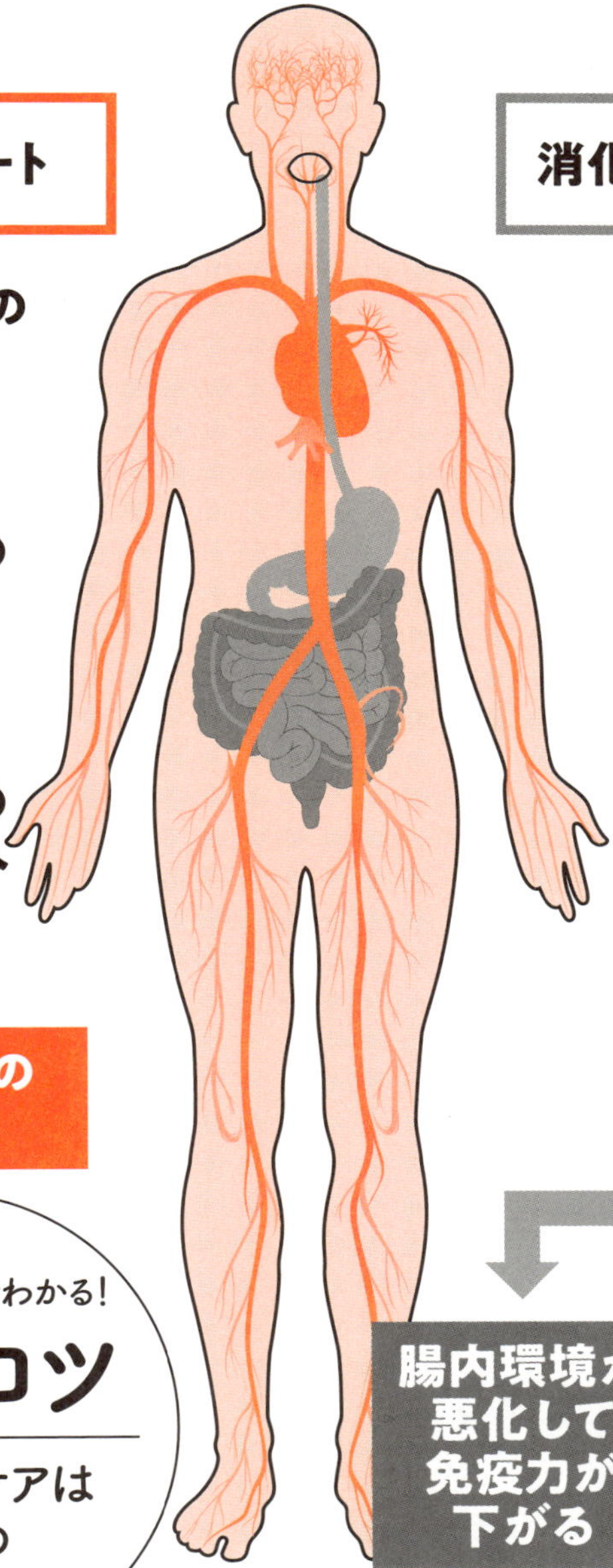

消化管ルート

唾液
↓
食道
↓
胃
↓
腸
↓
- 腸内環境が悪化して免疫力が下がる
- 腸管のバリア機能低下で全身へ循環

1分でわかる！健康コツ

口の中のケアは全身の健康にいい！

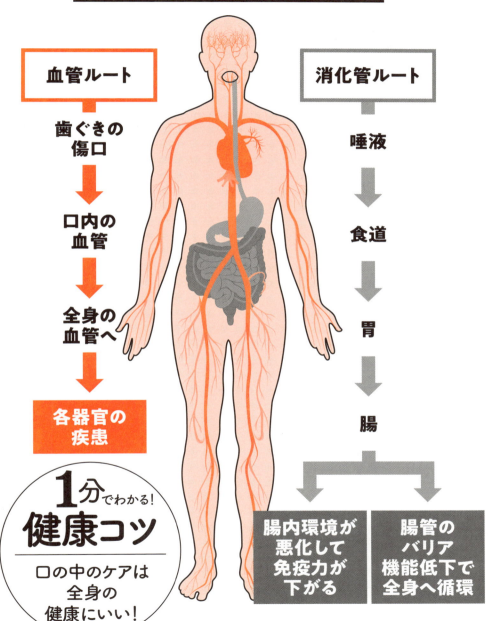

9

むせる、噛めない、飲み込めない。ひっそり進むオーラルフレイル

自分の口の健康状態を知ってオーラルフレイル対策を!

セルフチェック表

当てはまるものにチェックして合計点を出そう

質問事項	はい	いいえ
半年前と比べて、硬いものが食べにくくなった	2	
お茶や汁物でむせることがある	2	
義歯を入れている	2	
口の乾きが気になる	1	
半年前と比べて、外出が少なくなった	1	
さきいか、たくあんくらいの硬さの食べものを噛むことができる		1
一日2回以上、歯をみがく		1
1年に1回以上、歯医者に行く		1

合計点が	0~2点	オーラルフレイルの危険性は低い
	3点	オーラルフレイルの危険性あり
	4点以上	オーラルフレイルの危険性が高い

出典：東京大学高齢社会総合研究機構　田中友規、飯島勝矢

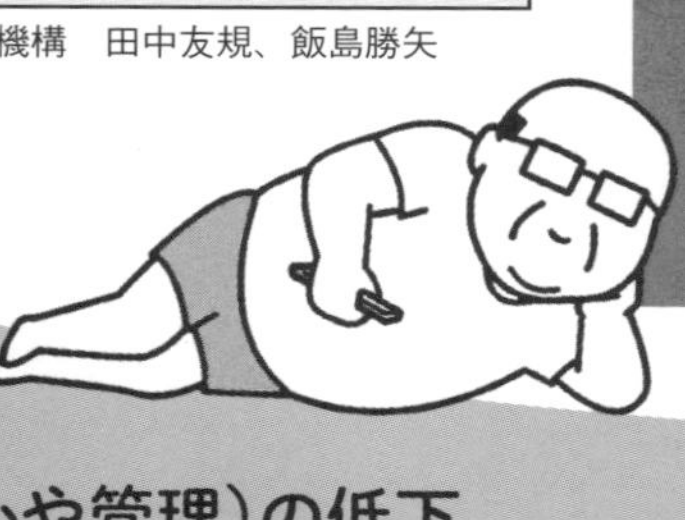

初期 口の健康へのリテラシー（関心や管理）の低下

歯や舌のプラークケアを怠る

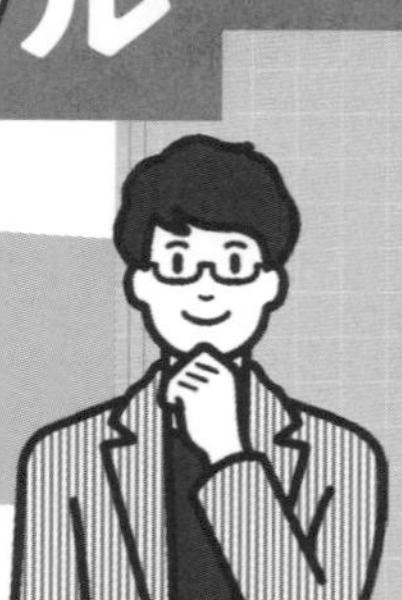

フレイルへの影響度

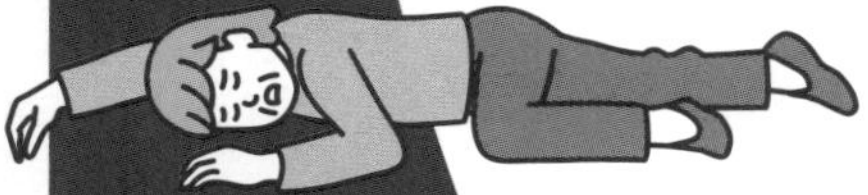

「噛む」「飲み込む」「しゃべる」という3つの重要な機能がある口。「オーラルフレイル」の「オーラル」は、英語で「口腔」、「フレイル」は「虚弱」を意味し、これら3つの機能が低下した状態をいいます。人は老いると口の機能が低下し、それをきっかけに、認知機能の低下や全身の虚弱状態に陥ることが多いのです。

末期

フレイル・
要介護

第4期

食べる機能の障害

- 噛めない（咀《そ》嚼《しゃく》障害）
- 飲み込めない（嚥下障害）
- 食べられない（摂食障害）

第3期

口の機能低下

- 咬合《こうごう》力（噛む力）の低下
- 口の中が乾燥している、汚れが増える
- 口唇《こうしん》、舌の機能の低下
- 飲み込む力（嚥《えん》下《げ》力）の低下
- 低栄養になる、サルコペニアが進む

第2期

口のささいなトラブル

- 食べこぼしが増える
- 滑舌が悪くなる
- むせる
- めん類やカレーなど、汁気の多いメニューを好むようになる
- 食べられる食材の多様性がなくなり、食欲が低下

出典：公益社団法人日本歯科医師会「歯科診療所におけるオーラルフレイル対応マニュアル 2019年版」より改変

10

食事や自分のツバで⁉口腔内細菌で誤嚥性肺炎のリスク上昇

誤嚥性肺炎の原因

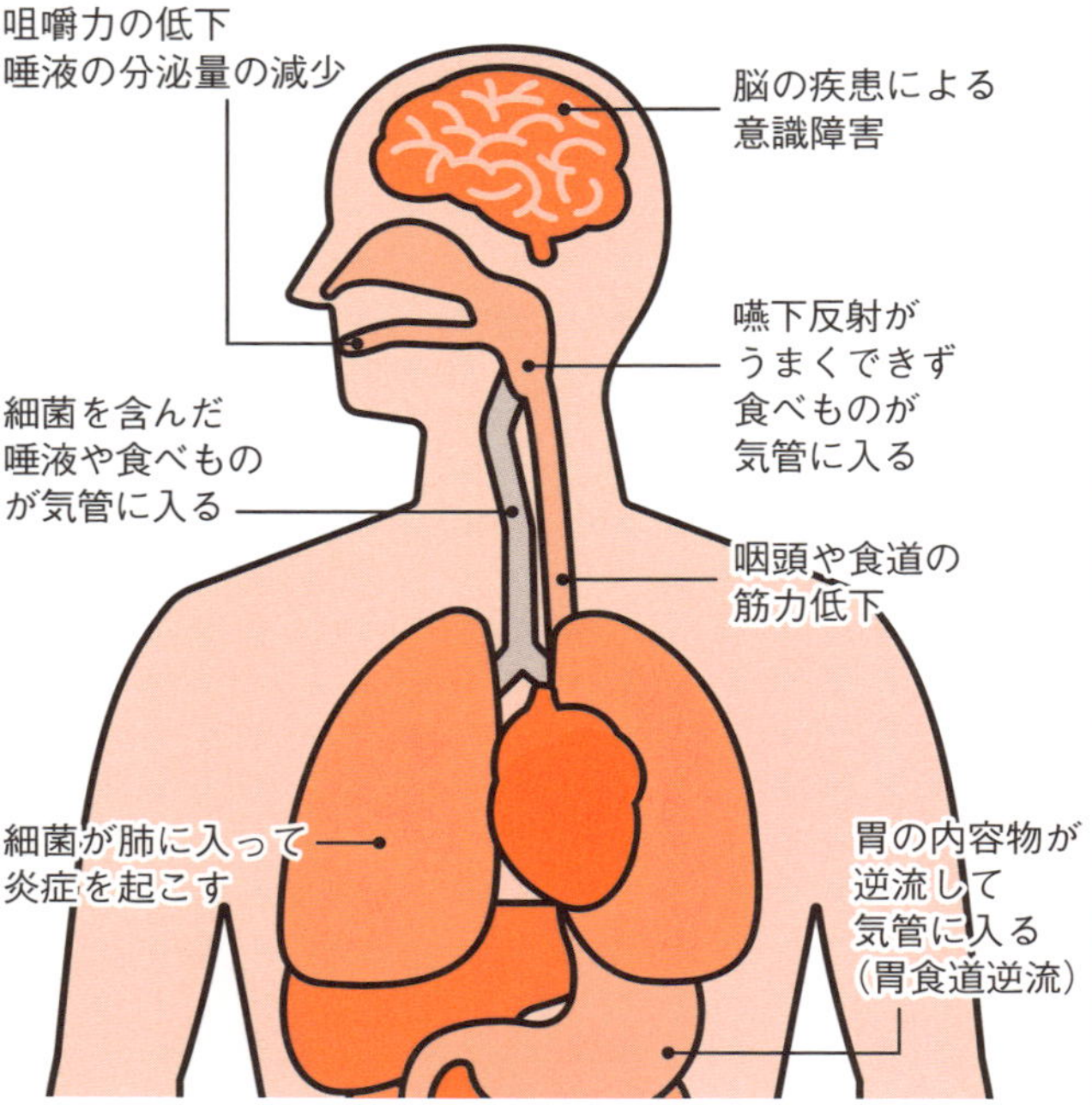
咀嚼力の低下
唾液の分泌量の減少
脳の疾患による
意識障害
嚥下反射が
うまくできず
食べものが
気管に入る
細菌を含んだ
唾液や食べもの
が気管に入る
咽頭や食道の
筋力低下
細菌が肺に入って
炎症を起こす
胃の内容物が
逆流して
気管に入る
（胃食道逆流）

唾液や食べもの、飲みものは、本来、口から食道を通って胃腸へ運ばれます。これが嚥下《えんげ》機能の低下により、誤って空気を取り込む気管内に入れてしまうことを「誤嚥《ごえん》」といいます。

このとき、口腔内の細菌も一緒に入ってしまい、それが肺に入って炎症が起こるものが「誤嚥性肺炎」です。

70歳を過ぎると唾液が少なくなり、口腔機能が低下するので、誤嚥性肺炎を起こすリスクが高まります。**誤嚥性肺炎による死亡者は2030年には13万人弱に達する**と推測されています。

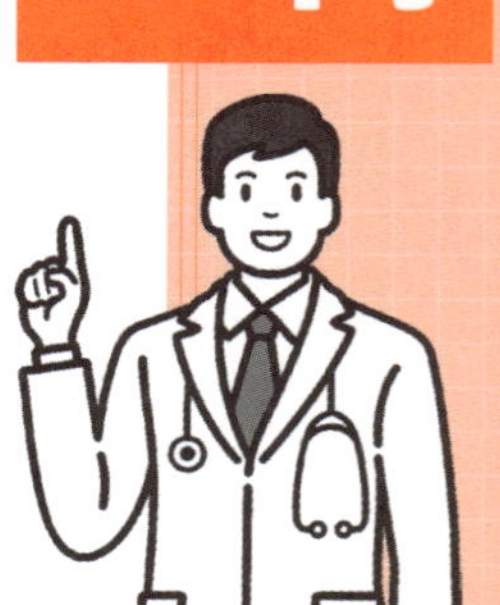

誤嚥性肺炎を起こさないために大切な3つのこと

どれも大事だからこの3つはキープしよう。まずは口の環境を整えることから。

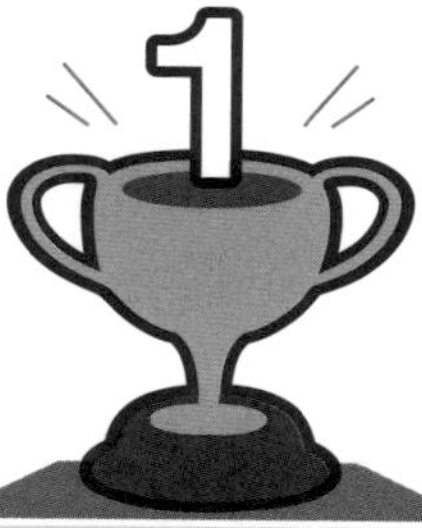

口の衛生状態を保つ

- 毎食後に歯ブラシと舌ブラシで口中をきれいにする
- 口の中が乾燥しないよう、唾液腺マッサージ(80～81ページ参照)を行なう
- 舌・頬・唇を動かすことで唾液がよく出るようにする

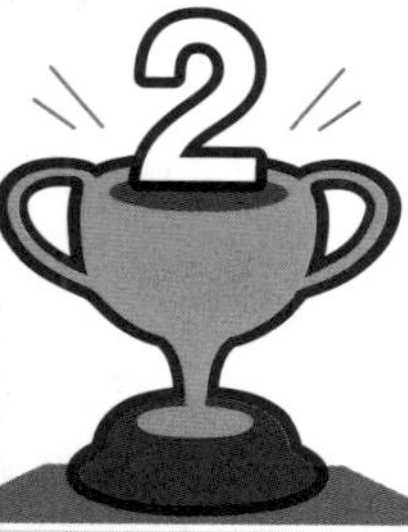

口の動きや飲み込む力を保つ

- 口の動きを保つ運動を行なう(83～85ページ参照)
- 嚥下機能をつけるために口周辺やのどの体操を行なう

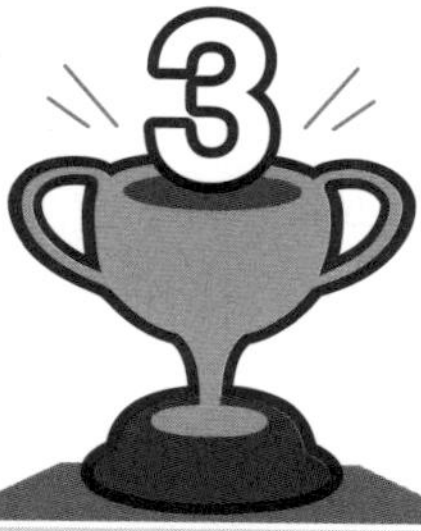

バランスよく食べ栄養状態を保つ

- タンパク質が十分にとれているかを「アルブミン値」基準値 4.0g/dL以上で判断する
- 左右の奥歯でしっかり噛み、おいしいものをおいしいと感じながら食べる

11

口内が腸内に影響！歯周病菌が腸内環境を乱している

ポルフィロモナス・ジンジバリス菌（Ｐｇ菌）は、口の中の代表的な悪玉菌のひとつです。

歯周病の原因となる細菌の一種で、ほとんどの人の口の中に存在しています。このＰｇ菌は、前項で述べたとおり、唾液や食べものを介して一部は腸に流れ込みます。

Ｐｇ菌が腸まで到達すると、腸内にもともとある悪玉菌や日和見菌《ひよりみ》（環境によって悪影響を及ぼす菌に変わる）を巻き込んで、腸内細菌のバランスを崩します。腸内から細菌や内毒素が漏《も》れないようにするバリア機能が損なわれ、その際、血液中の細菌が作りだす毒素の量が増えることがわかっています。

内毒素は全身に運ばれ、さまざまな臓器や組織に炎症を引き起こします。

Ｐｇ菌は内毒素血症を誘発し、肝臓の機能に悪影響を与え、非アルコール性脂肪肝炎（ＮＡＳＨ）の発症、進行に関わるという報告が、すでにあります。

このように、腸に到達した口腔内細菌が、腸内細菌に及ぼす影響が問題となります。

つまり、**腸内環境をよくしようとして「腸活」にいそしむより、口の中の清潔を保つ「口腔ケア」を行なうほうが、ラクに大きな健康効果が得られる**可能性があります。

歯周病菌が腸まで届いて悪さができないようにするには、まず口腔内環境を整える必要があるのです。

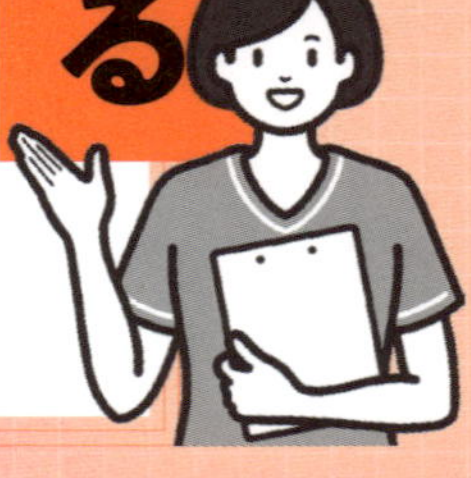

歯周病菌を腸に入れないことが大事

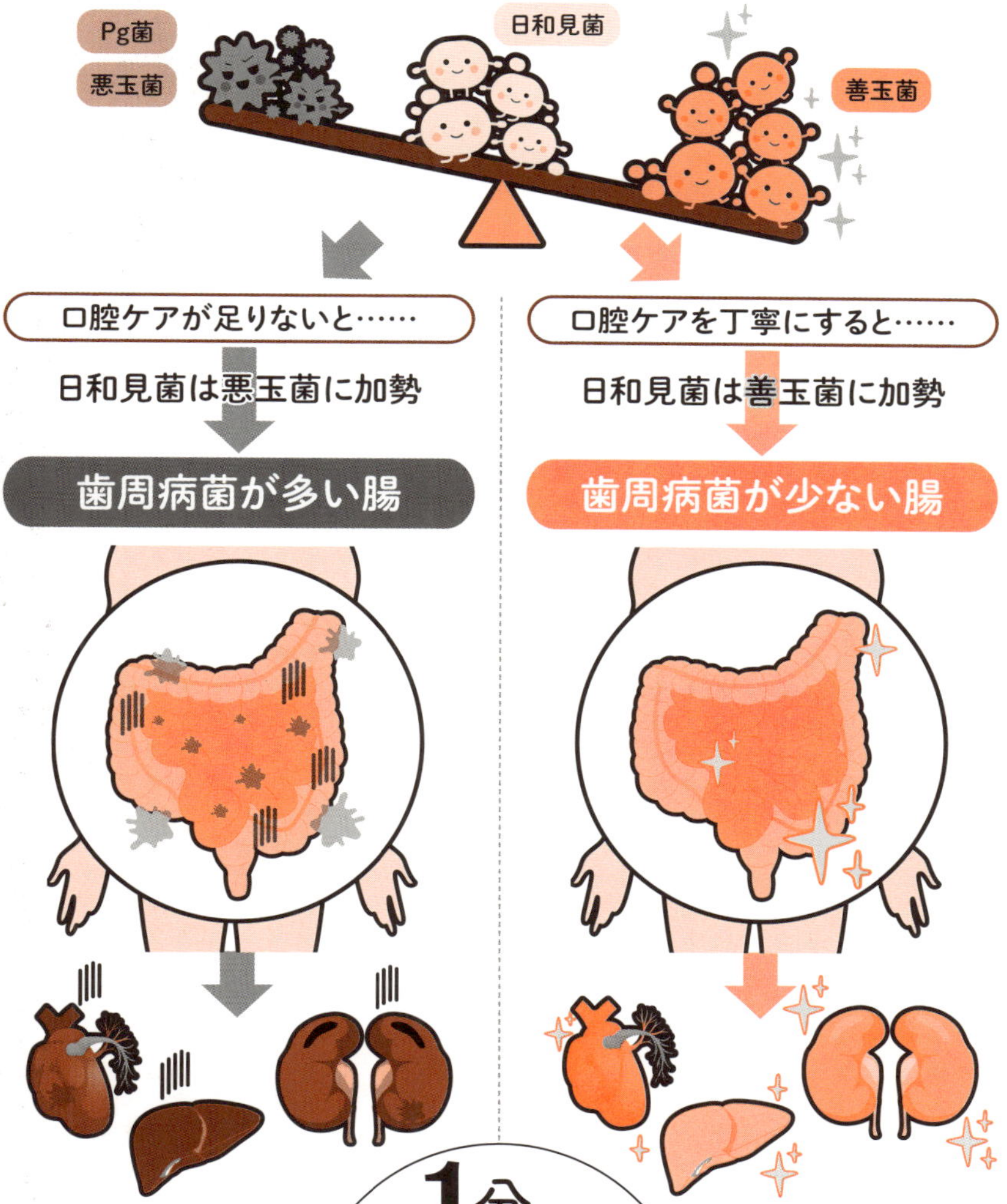

細菌由来の物質がほかの臓器の炎症も引き起こす可能性がある。

ほかの臓器も健やか!

1分でわかる!
健康コツ

口の中をキレイにすると腸内環境が改善する!

12

歯周病菌により認知症の物質が作られる。脳に運ばれ蓄積する

認知症の原因の7割を占めるアルツハイマー病は、アミロイドβ《ベータ》などの異常たんぱく質が長年にわたって少しずつ脳に蓄積することで、発症や症状の進行に影響していると考えられています。

脳に運ばれる血液の内容物は、通常「血液脳関門」という部分で選別されて、必要な物質だけが脳に送られます。ところが、**アルツハイマー型認知症患者の脳からは、歯周病菌の持つ毒素が検出された**という報告があります。

また、２０２０年の九州大学などの研究チームによるマウス実験で、**歯周病に感染させたマウスの脳血管の表面では、アミロイドβを脳内に運ぶたんぱく質が、正常なマウスの2倍に増え、脳実質のアミロイドβが10倍に増えている**ことを突き止めました。

また、別の実験では**歯周病に感染したマウスの記憶力の低下が顕著**に見られたそうです。２０１９年には、歯周病菌を投与したマウスの肝臓でアミロイドβが産生されたと報告されています。これらにより、歯周病菌が体内に侵入すると、脳以外でも認知症の原因物質が作られるうえに、それを脳に取り込む受容体が増えるために、原因物質が脳内に取り込まれて蓄積するという仕組みが解明されました。

このほかの歯周病が認知症に与える影響としては、歯周病による口腔状態の悪化により**歯を失って、食事や会話がうまくできなくなり、体力や社会参加意欲を低下させる**といったことがあります。

W《ダブル》の働きで認知症を進行させる

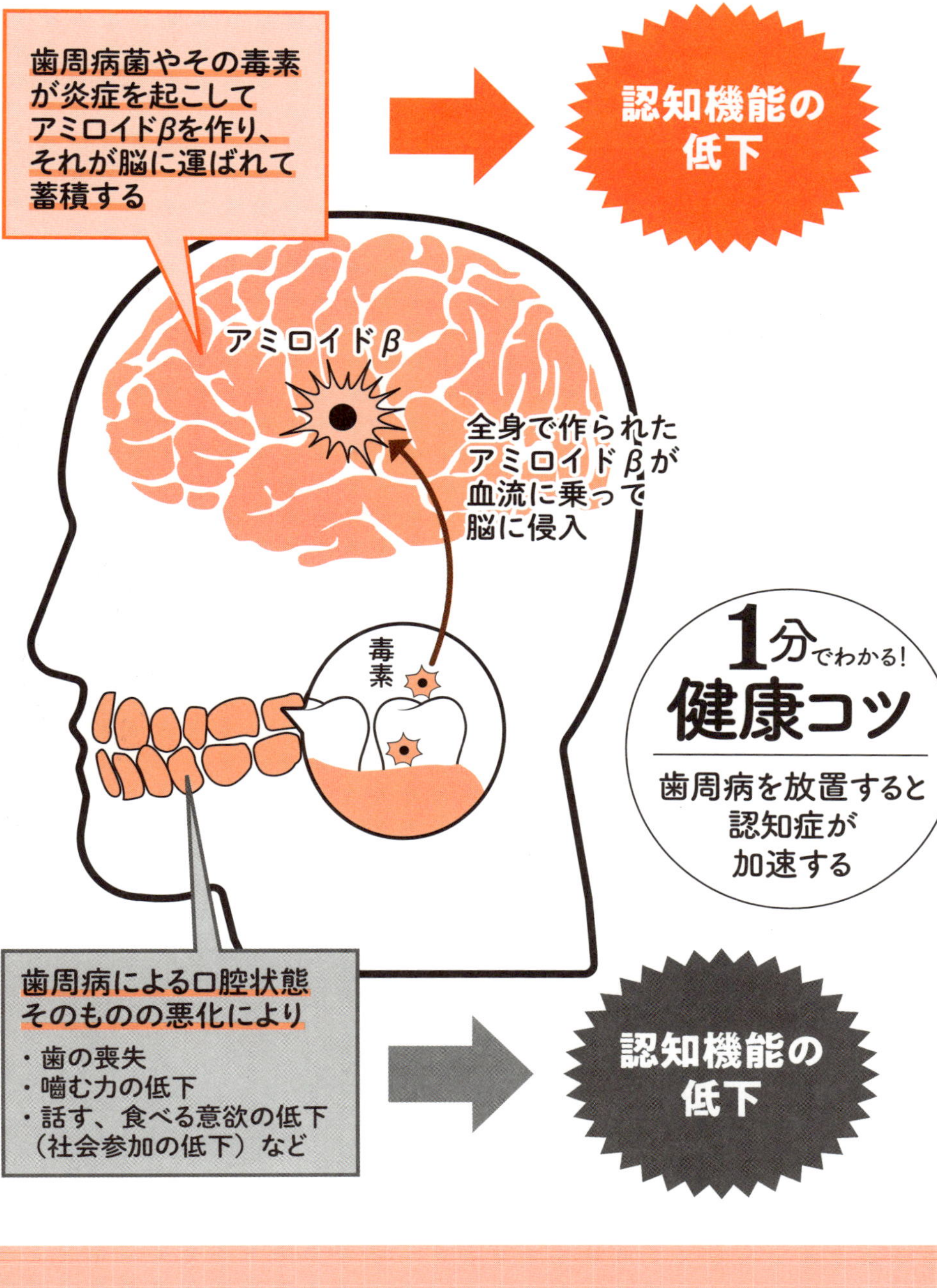

1分でわかる!
健康コツ
歯周病を放置すると認知症が加速する

13 お口が臭いと太りやすい？ 歯周病菌とメタボの関係

メタボリックシンドローム判定基準

内臓脂肪蓄積

ウエスト周囲径（腹囲＝へその高さで測る）

男性85cm以上、女性90cm以上

＊内臓脂肪面積100cm^2以上相当

＋

上記に加えて以下の3つのうち
2項目以上当てはまるなら確定

高血糖	高血圧	高脂血
●空腹時血糖▼110mg／dL以上	●収縮期（最大）血圧▼130mmHg以上 かつ／または ●拡張期（最小）血圧▼85mmHg以上	●高トリグリセライド血症（中性脂肪）▼150mg／dL以上 かつ／または ●低HDLコレステロール血症（HDLコレステロール）▼40mg／dL未満

出典：日本内科学会など「8学会策定2005」より改変

メタボリックシンドローム（内臓脂肪症候群。通称メタボ）とは、内臓脂肪型肥満に、高血糖や高血圧、脂質異常などの動脈硬化の危険因子が重なり合った状態をいいます。

近年、このメタボリックシンドロームにも歯周病が関わっているのではないかと注目されています。

体にたまりすぎた脂肪細胞で作られる「炎症性サイトカイン」には、歯を支えている骨を溶かし、歯周病を発症、進行させる作用があります。

その一方で、歯周病菌によって作られ

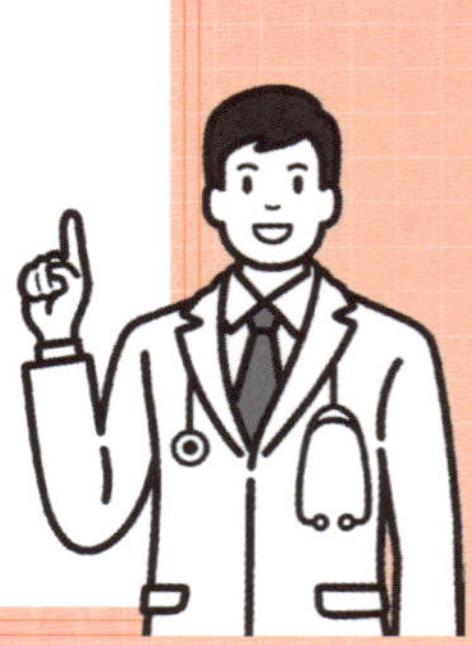

20歳以上の年代別肥満者の割合

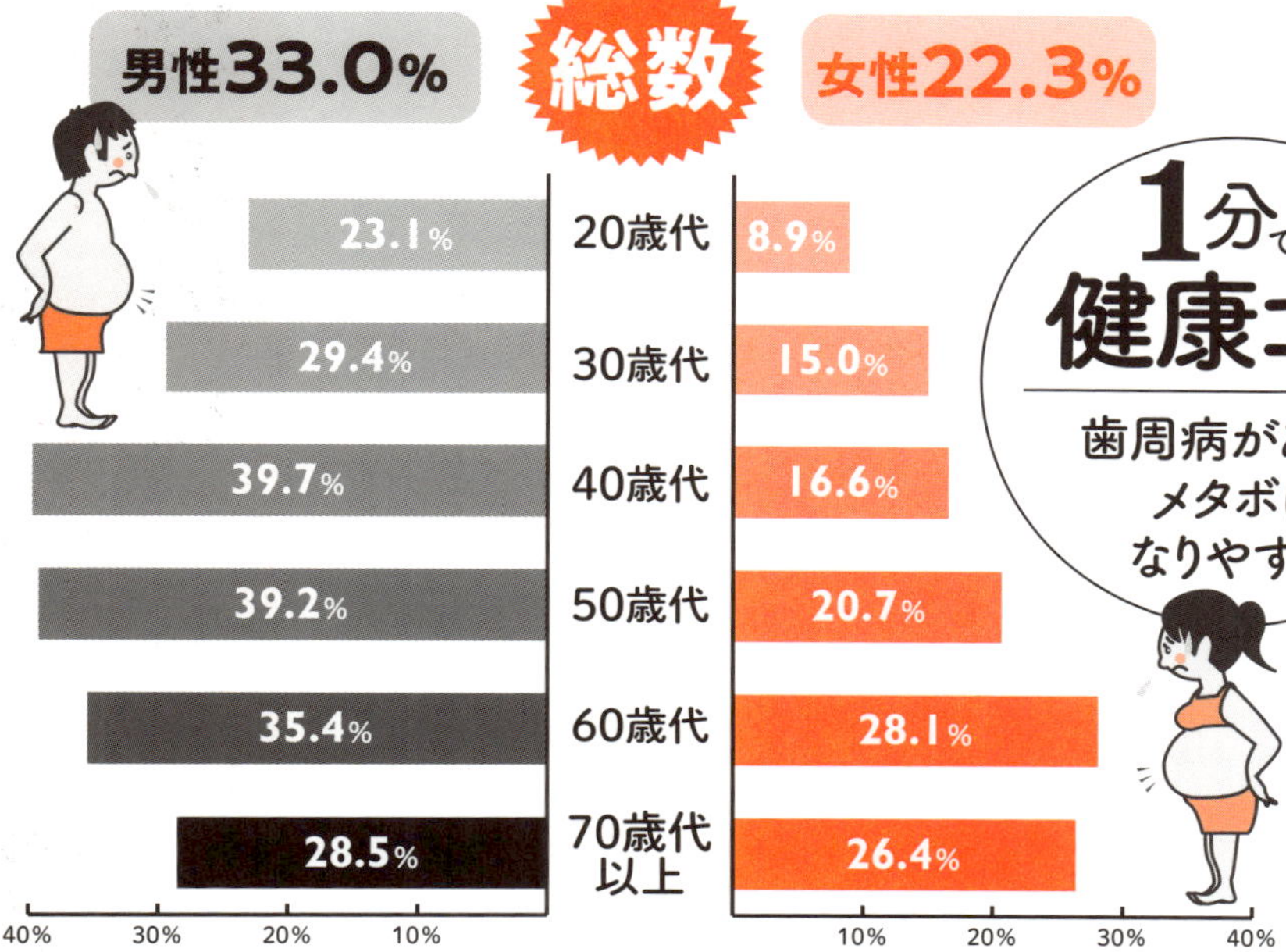

注：妊婦を除いた統計
出典：厚生労働省「令和元（2019）年国民健康・栄養調査」より改変

1分でわかる！健康コツ
歯周病があるとメタボになりやすい

た**炎症性サイトカインは、脂肪細胞を肥大させ、脂肪を蓄えやすくする**と考えられています。そう、歯周病が肥満を引き起こし、肥満が歯周病を悪化させるという悪循環が起きているのです。

実際に、メタボの判定基準に当てはまる数が多いほど、歯周病のリスクが高まるという研究結果があります。

また、ある調査では、**体脂肪率が5％上昇するごとに歯周病リスクが30％増加**していたとの報告もあります。

さらにBMI値は、食べる速さに関しては遅い人より速い人のほうが、ひと口の量が少ない人より多い人のほうが高い、という調査結果も出ています。

よく噛まないと歯周病になりやすくなるので、肥満と歯周病に関わりがあることもわかりますね。

14 歯周病をストップできる！簡単なのにすごい健康コツ

糖尿病など、さまざまな病気の元凶となり、リスクを高める口の中の悪玉菌。この菌が繁殖するのを防ぐには、どうしたらいいのでしょうか。

まず、**「歯みがき」などの口腔ケアで口の中を清潔に保つこと**が、何よりも大切です。しかし、みがき方のポイントを知らずに**間違ったケアをしていると、十分に汚れを落とすことができません。**正しいケア方法は第5章で紹介しています。

2つ目は、**唾液が十分に出ている**こと。殺菌作用や洗浄作用がある唾液が十分に出ていれば、プラーク（歯垢）はできにくくなりますが、唾液の分泌が少なくなって口の中が乾燥すると、細菌が繁殖しやすくなります。

3つ目は、**口をしっかり閉じて鼻呼吸**をすること。ポカンと口を開けて口呼吸をしていると、口内が乾燥して唾液による口中の洗浄効果が薄れます。そのうえ、空気中の細菌をダイレクトに体内に取り込んでしまいます。

4つ目は、**細菌に対する抵抗力（免疫力）をつける**こと。例えば、糖尿病になると免疫力が低下するので、歯周病菌を活発化させやすくなります。

病気が細菌（悪玉菌）を活性化し、それが病気をさらに悪化させるという悪循環を招かないよう、**毎日の食事や運動にほんの1分、健康のコツを加えることで免疫力を高めることは可能**です。このことについては第6章と第7章で紹介しています。

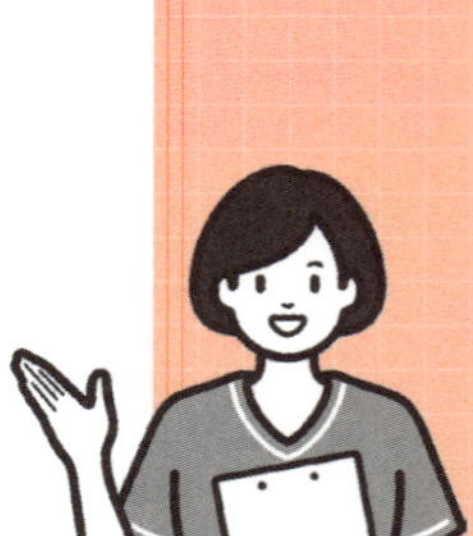

歯周病セルフチェック

思い当たる症状の□に✓を入れてください。何個、当てはまりましたか？

CHECK!

	口臭を指摘された、もしくは、自分で気になる
	朝起きたら口の中がネバネバする
	歯みがき後に、歯ブラシの毛先に血がついたり、すすいだ水に血が混じったりすることがある
	歯肉が赤く腫れてきた
	歯肉が下がり、歯が長くなったような気がする
	歯肉を押すと血や膿《うみ》が出る
	歯と歯の間にものが詰まりやすい
	歯が浮いたような気がする
	歯並びが変わったような気がする
	歯が揺れているような気がする

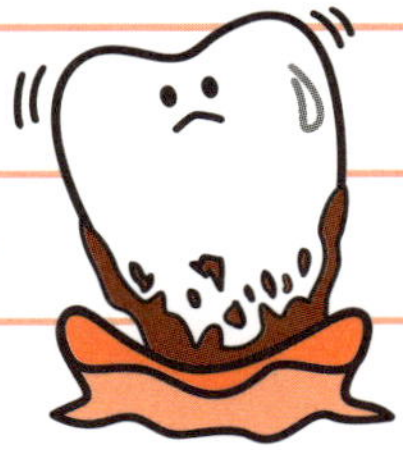

【判定】

■チェックが1~3個の人

歯周病の可能性があるため、軽度のうちに治療を受けましょう。

■チェックが4、5個以上の人

中等度以上に歯周病が進行している可能性があります。早期に歯周病の治療を受けましょう。

■チェックがない人

チェックがない場合でも無症状で歯周病が進行することがあるため、一年に1回は歯科検診を受けましょう。

出典：日本臨床歯周病学会より改変

1分健康コツ

口をしっかり閉じて鼻呼吸する!

第3章

肝臓は、人体で最大の臓器。

体内の化学工場とも呼ばれ、

1　栄養素の代謝（糖質の代謝）

2　有毒物質の解毒

3　胆汁《たんじゅう》の生成

など、とても重要な役割を担っています。

「脂肪肝」とは、その重要な役割を担う

肝臓にベットリと脂肪がたまってしまった

状態です。

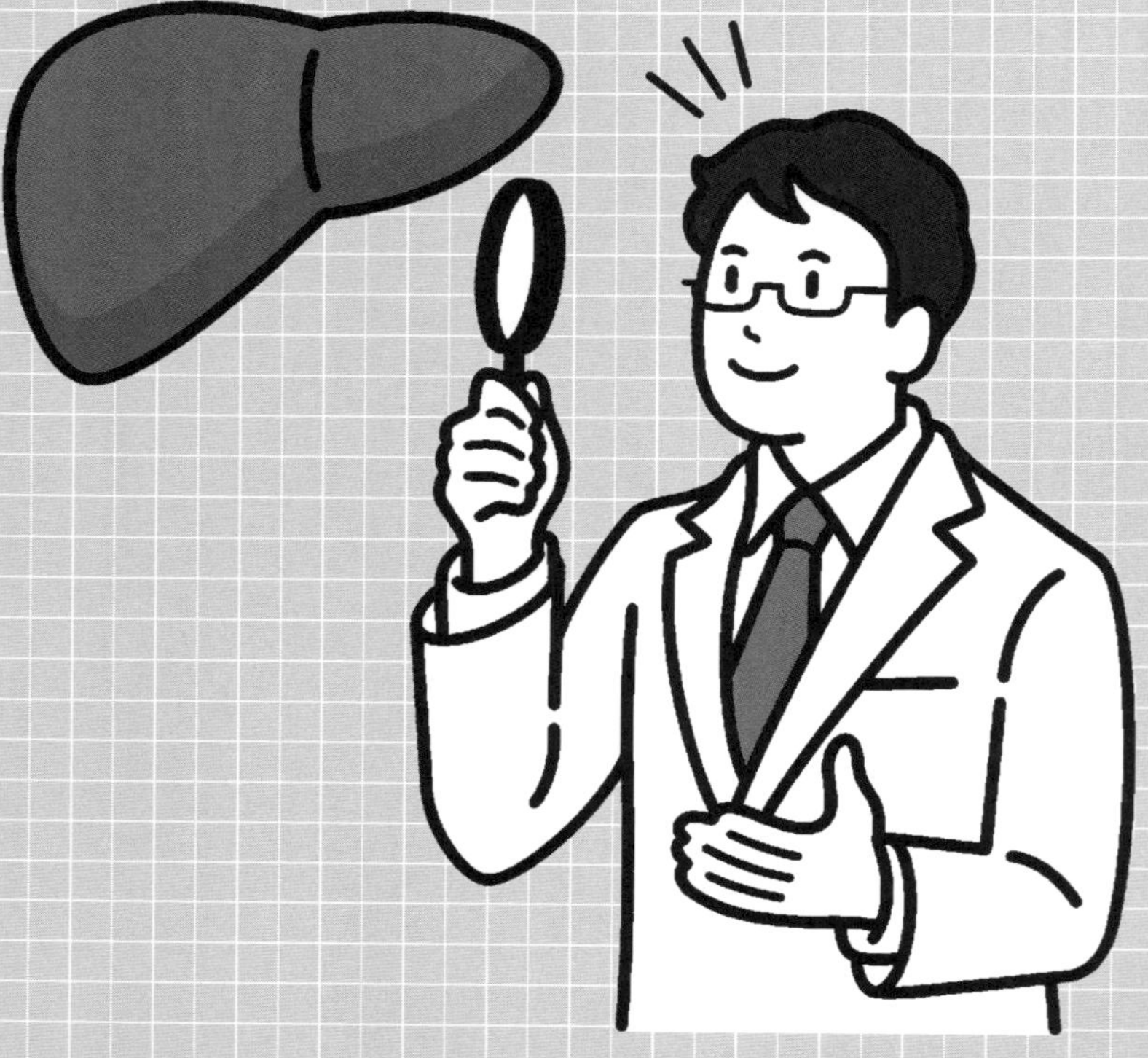

「病気が治りにくい」なら脂肪肝かもしれない

◆ まさか私が!?　やせている人、お酒を飲まない人や女性も注意

◆ 健康にいいはずのフルーツで脂肪肝になってしまう人がいる

◆ 小型化した超悪玉コレステロールが動脈硬化の原因だった!

……ほか

15

まさか私が!? やせている人、お酒を飲まない人や女性も注意

脂肪肝は、お酒の飲みすぎでなるタイプと、お酒をほとんど飲まない人でもなるタイプの、大きく2つに分けられます。

アルコールの飲みすぎからなる脂肪肝を「アルコール性脂肪肝」といいます。このうち、**重症タイプの「アルコール性脂肪肝炎（ASH《アッシュ》）」は、放置すると命に関わる危険性があります。**

一方、**糖質のとりすぎでなる脂肪肝は「非アルコール性脂肪性肝疾患（NAFLD）」です。**ナッフルディーまたはナッフルドと読みます。最後のDは、Desease（病気）という英語の頭文字からきています。NAFLDは、さらに、症状が軽くて改善しやすい「単純性脂肪肝（NAFL《ナッフル》）」と、肝硬変や肝臓がんなどに重症化しやすい深刻なタイプ「非アルコール性脂肪肝炎（NASH《ナッシュ》）」の2つに分けられます。日本人に多いのは、糖質のとりすぎによるNAFLDのほう。

30代、40代の中年男性や、50代以上の女性、やせている人にも多いので油断はできません。

女性は、若いうちは女性ホルモンが多く出るおかげで内臓脂肪がたまりにくいのですが、閉経後、女性ホルモンが減ってしまうとリスクが高まります。

やせている人に多いのは、**断食など極端に厳しい食事制限をしたことで筋肉が減ってしまい、かえって脂肪を肝臓にため込んでしまう「低栄養性脂肪肝」**という脂肪肝になっているケースです。

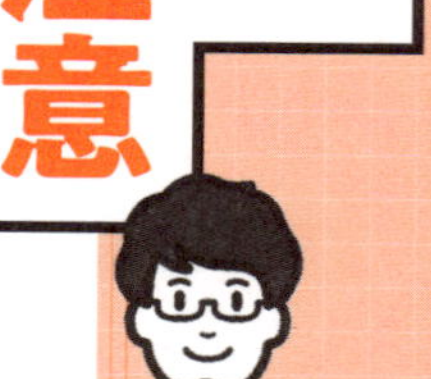

脂肪肝の危険なタイプは2つ

脂肪肝

糖質のとりすぎ

非アルコール性脂肪性肝疾患（NAFLD）

糖質のとりすぎで起こり、肥満、糖尿病などを伴う。日本人の約4人に1人。男性は中年、女性は高齢者に多い

アルコールのとりすぎ

アルコール性脂肪肝

アルコールのとりすぎが原因。比較的軽症なものが多い。禁酒によって肝臓の腫れはみるみる引く

Diet!
食べなさすぎ

低栄養性脂肪肝

断食など、極端な食事制限が原因。筋肉が落ちて基礎代謝が減り、脂肪がたまりやすくなる

単純性脂肪肝（NAFL）

糖質のとりすぎが原因。症状が軽く、改善しやすい。病態は進行しないとされている

危険

非アルコール性脂肪肝炎（NASH）

非アルコール性脂肪性疾患のうち1〜2割。重症化しやすく、改善が難しい。予防や早期発見・早期治療が大切

危険

アルコール性脂肪肝炎（ASH）

肝硬変や肝臓がんに進展する可能性があり、放置すると危険。倦怠感、発熱、右上腹部に痛み、黄疸、尿の色が紅茶色になる

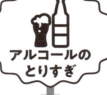

16 健康にいいはずのフルーツで脂肪肝になってしまう人がいる

バナナ2本食べたあとの血糖値変化

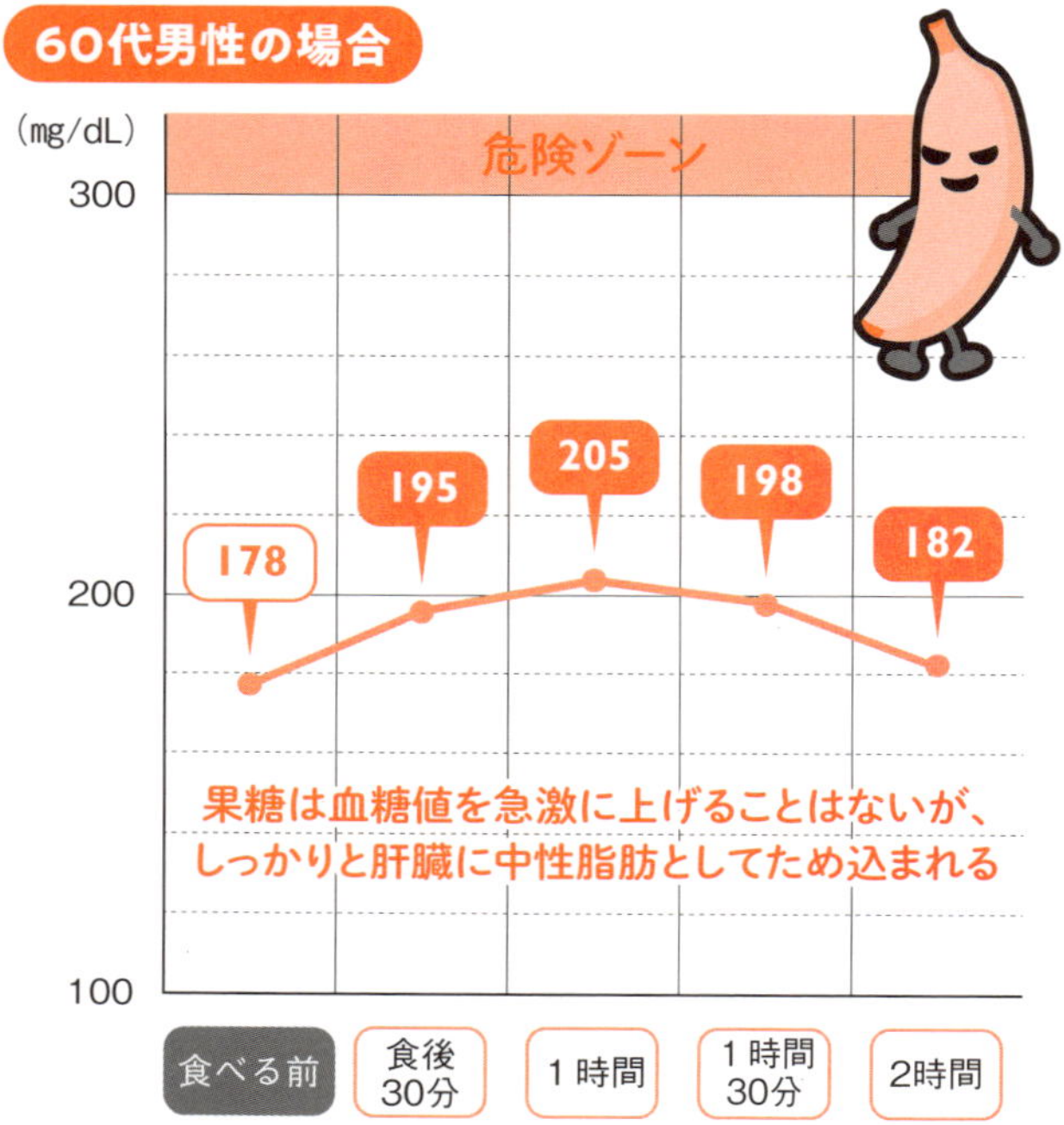

「体にいいから」「やせたいから」と、毎日フルーツを食べているのなら、ちょっと注意してください。たしかにフルーツには、ビタミンやミネラルが多く含まれています。しかし、今のフルーツは品種改良がどんどん進められ、30年前よりもはるかに糖度が高く甘～くなっています。

フルーツに含まれる糖質の大半は果糖です。果糖は糖質のなかで最も吸収されやすく、すぐにエネルギーとして使われやすい形をしているため、食べても血糖値はあまり上がりません。吸収された果

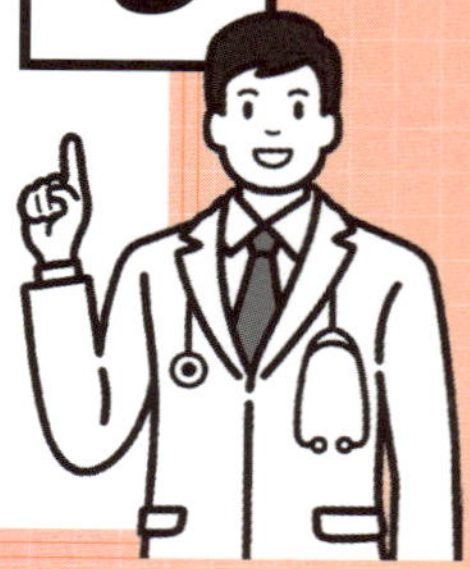

糖質の分類と体内への吸収状態

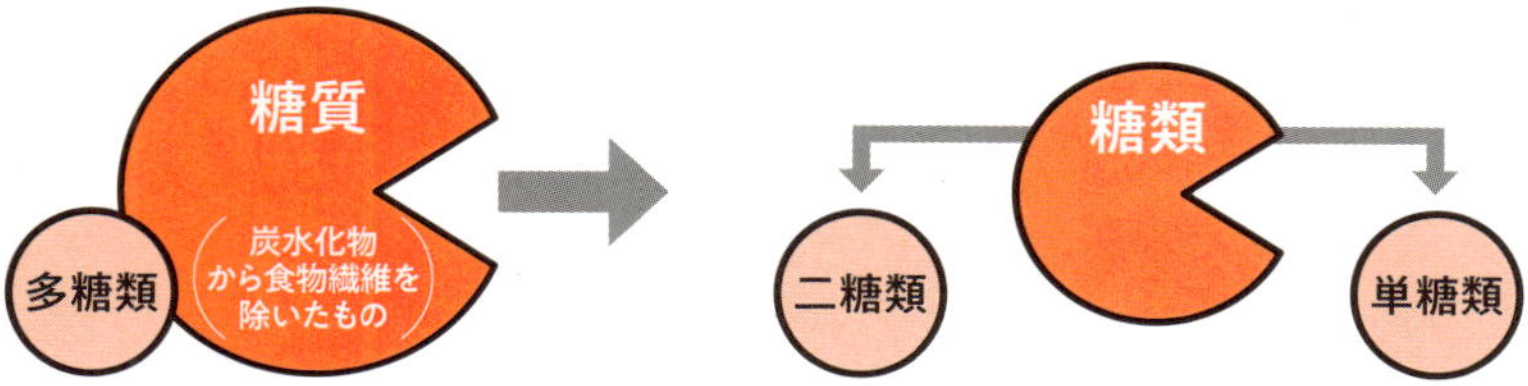

多糖類	二糖類		単糖類
何回も分解して、3～4時間で吸収される	1回分解して、10分～1時間で吸収される		そのまま体内に数分で吸収される
デンプン（米、麦、穀物など）	ショ糖（砂糖など）	ラクトース（牛乳など）	グルコース（ブドウ糖）
グリコーゲン（動物性食品）	トレハロース（サツマイモなど）	マルトース（水あめなど）	フルクトース（果糖）
糖アルコール（キシリトールなど）			ガラクトース

★果物の一日の摂取目安量（正味の重量g）一例

- バナナ…1本（100g）
- リンゴ…1/2個（150g）
- みかん…1、2個（150g）
- キウイフルーツ…小さいものなら1個半、大きいものは1個（150g）
- 梨…1/4個（100g）
- ぶどう（巨峰・ピオーネなどの粒の大きいもの）…10粒（150g）

など

糖がすぐに全部使われれば問題ないのですが、使われずに残った分が大量に肝臓に取り込まれると、今度はブドウ糖に変換され、遅れて**血糖値を上げる**ことになります。また、中性脂肪に姿を変えて**脂肪肝の原因**にもなってしまいます。

果糖を摂取しても血糖値が本当にすぐに上がらないのかを調べるため、60代男性にバナナ2本を食べてもらい、その後の血糖値の変化を測りました（46ページのグラフ参照）。バナナ1本には約21gの糖質が含まれていますが、たしかに2本食べた直後でもグラフ内の血糖値はほとんど上昇していません。

しかし、運動しても消費されなかった残りは、しっかりと中性脂肪となるのです。

1分でわかる！ 健康コツ

果物を食べすぎると脂肪肝のリスクが高まる

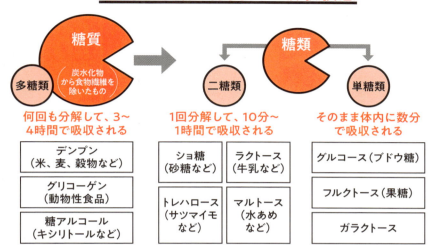

17

データから見える？ 脂肪肝になってから10年後の未来

すい臓のサイクル（β細胞の機能不全）

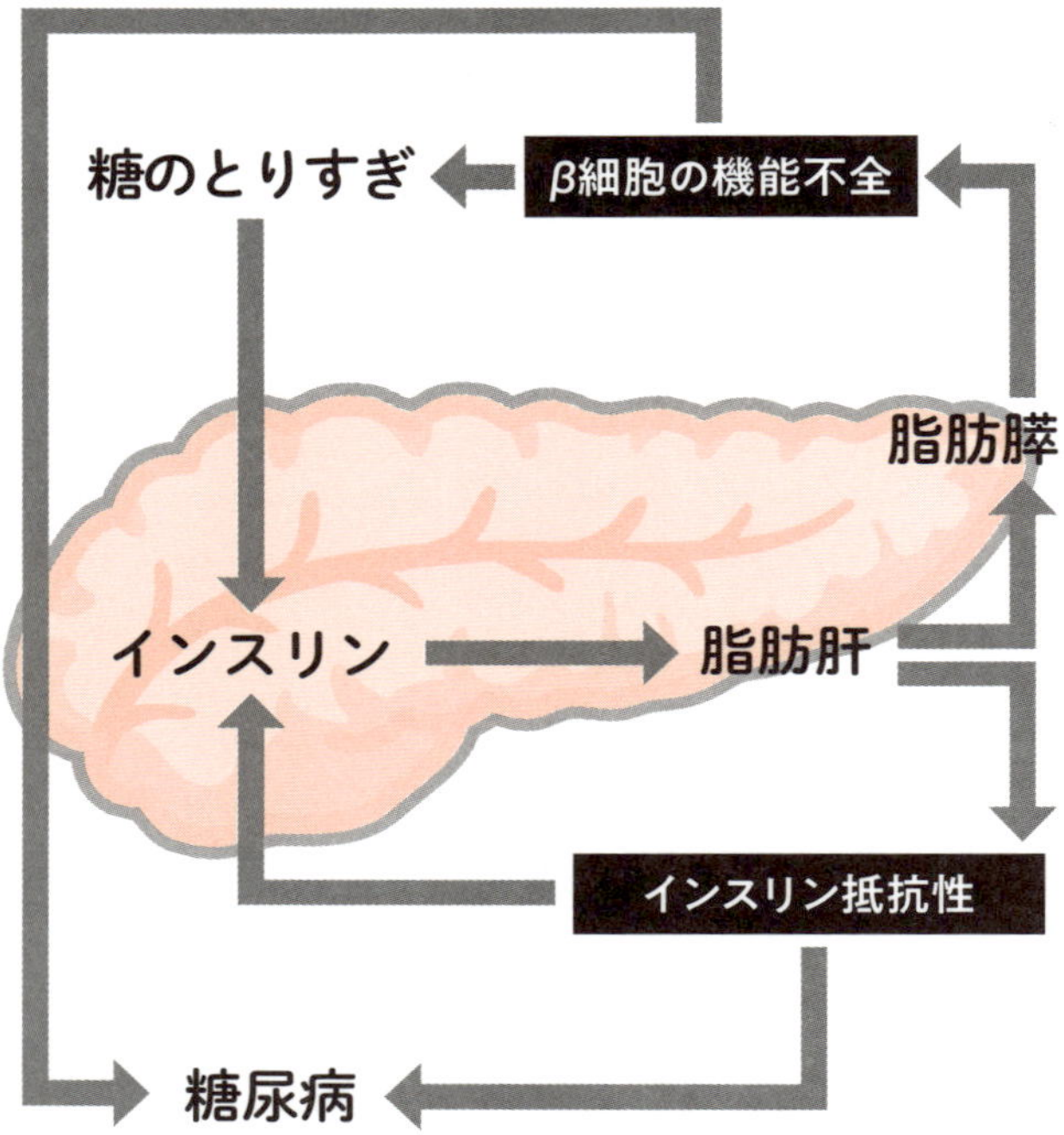

フルーツなどの**果糖をとりすぎると肝臓に脂肪がいっぱいにたまって脂肪肝になります**。脂肪が詰まった肝臓にはインスリン抵抗性が生じ、インスリンの作用が十分に効かなくなります。また、脂肪がたまったすい臓（脂肪膵《すい》）はβ細胞の機能不全を起こし、インスリンの分泌量自体も減っていきます。すると、血糖値が下がらなくなり、糖尿病と診断される状態になるのです。

脂肪肝は男性では40代が最も多く、50代以降になると今度は糖尿病が急激に増えています。このことから、脂肪肝にな

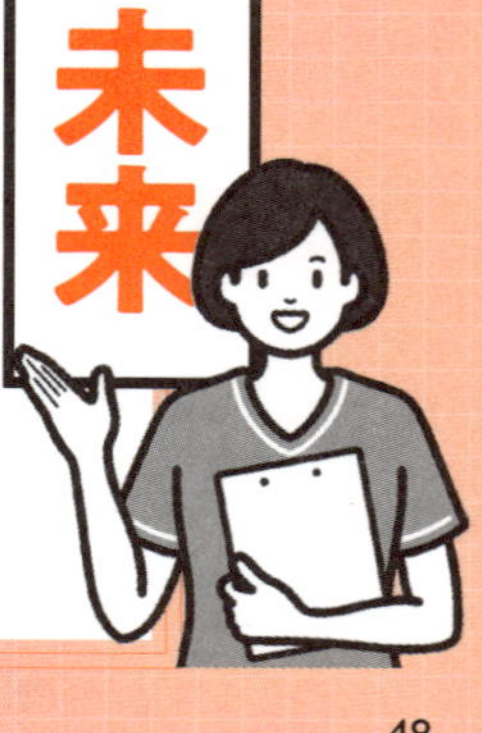

糖尿病有病者及びNAFLD患者の割合（年齢階級別）

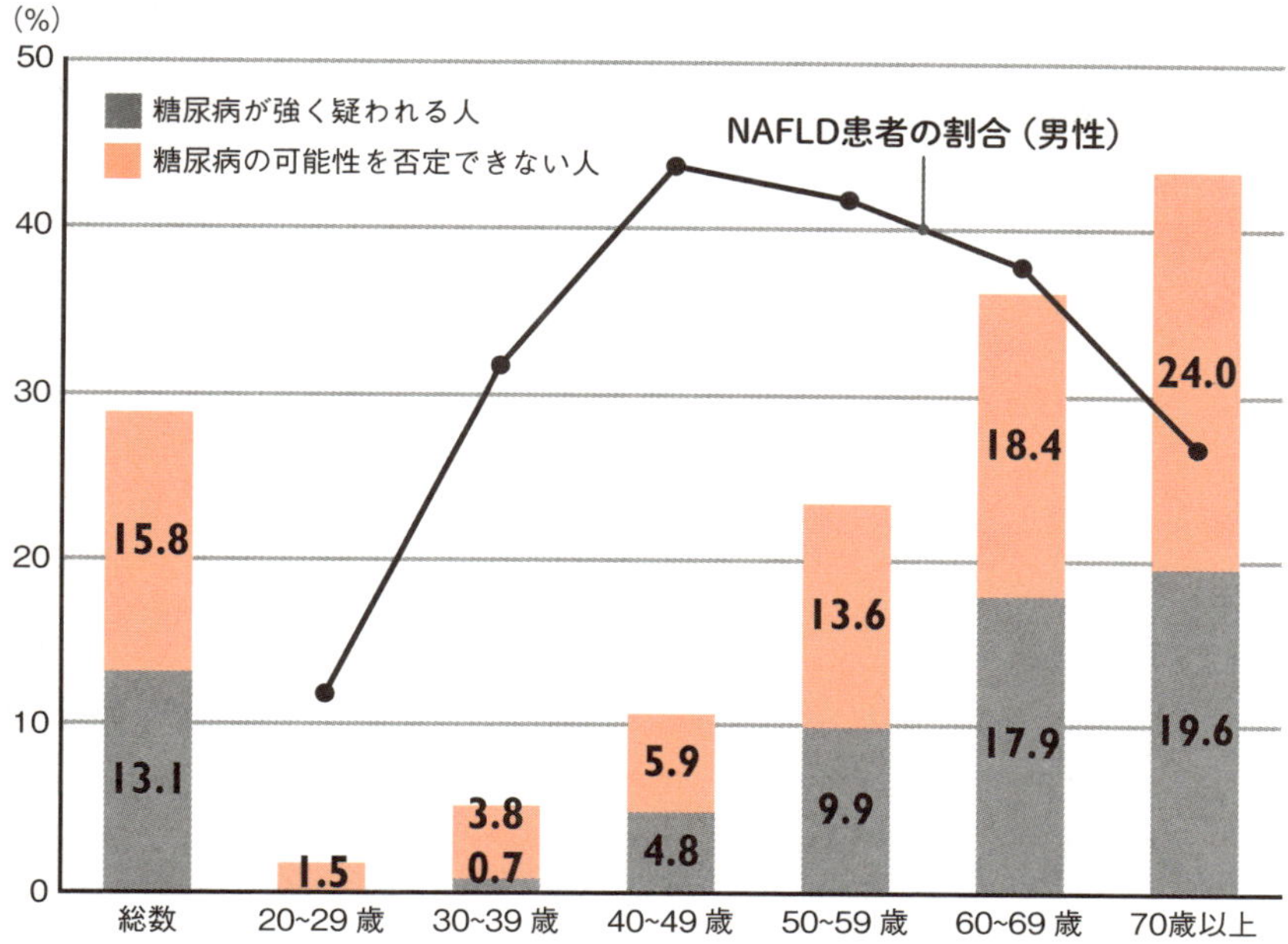

出典：（糖尿病患者グラフ）厚生労働省「平成30年（2018）国民健康・栄養調査報告」より改変
（NAFLD患者グラフ）EguchiY,et al.J Gestroenterol 2012より改変

ってから約10年を経て、糖尿病になるのではないかと私は考えています。

この脂肪肝と糖尿病との関連と同様に、**脂肪肝は歯周病とも深く関係**しています。

例えば、脂肪肝が進行したNASHの人は歯周病の割合が健康な人の約4倍も高く、歯周病の治療をしたところ、肝機能が改善したという研究結果もあります。

つまり、歯周病菌をはじめとする口腔内に存在する悪玉菌が、病気のもとになっているわけです。そもそも口内には700種類、1000億以上の菌が棲みついているといわれています。ただし、そのほとんどは何も悪さをしない無害な細菌です。ところが、口内環境が悪化すると悪玉菌が優勢となり、まわりの本来無害な細菌（日和見菌）をも巻き込んで悪さをするようになってしまうのです。

18

痛みも発熱も疲れもないから、ALT、AST、γ-GTPをチェック

肝細胞に脂肪がたまって脂肪肝になっても自覚症状はほとんど現れません。そこで、血液検査でわかる3つの数値「ALT」「AST」「γ-GTP」から脂肪肝かどうかを確認します。

健康な肝細胞と脂肪がたまった肝細胞

肝臓に脂肪がたまると……

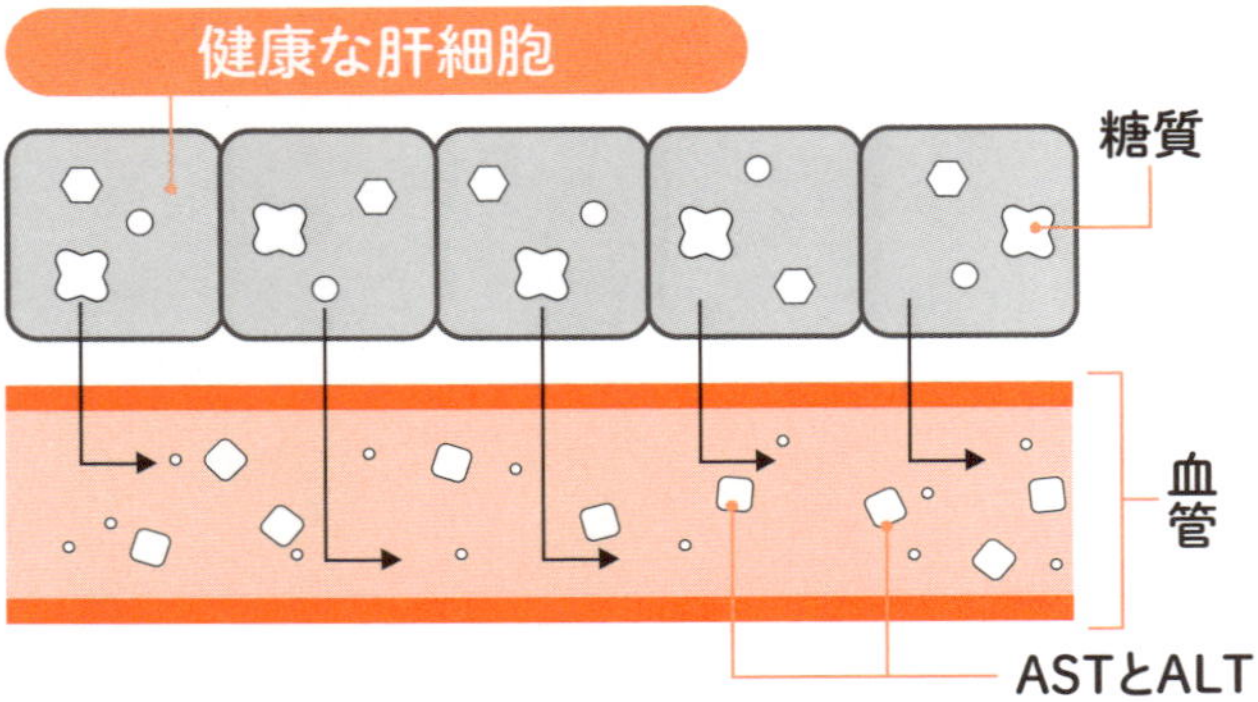

取り込まれた糖質などの栄養素をブドウ糖などに変え、血液中に放出。余分な糖質は中性脂肪として蓄える。

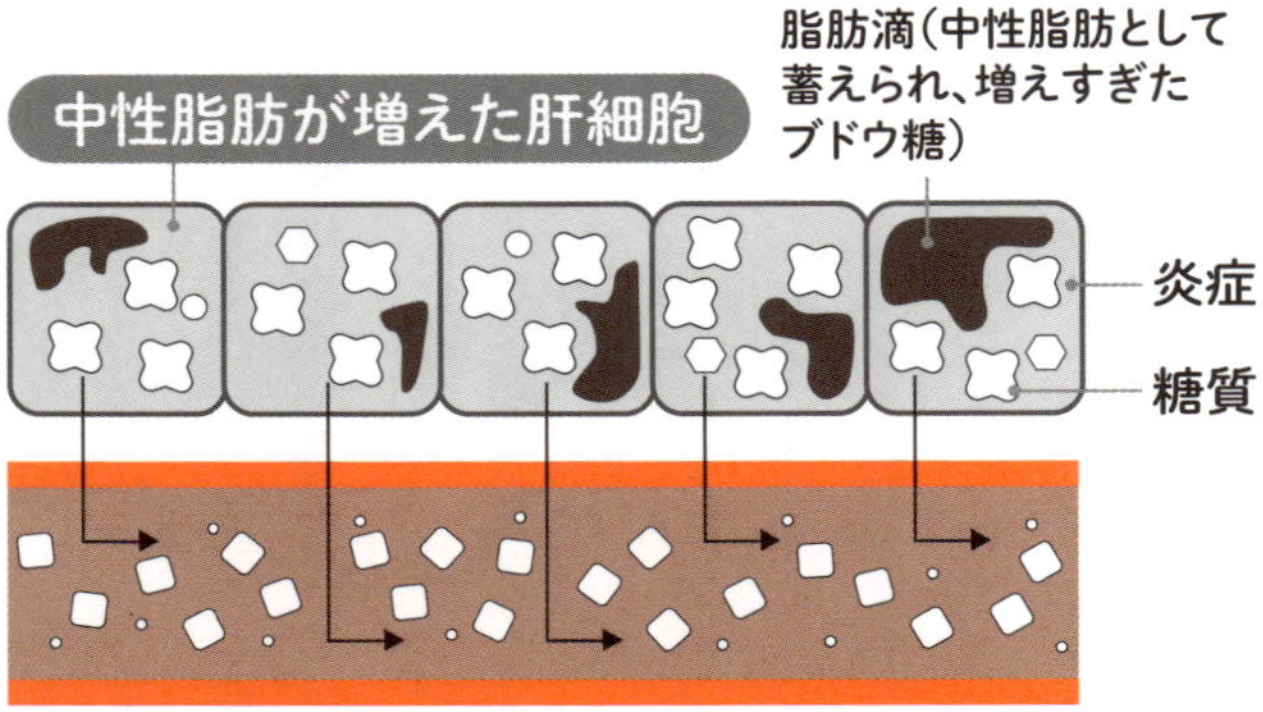

中性脂肪が増えて30％を超えると肝細胞が炎症を起こして壊れる。すると、肝細胞中のたんぱく質を分解する酵素のASTとALTが血液中に流れ出る。この量の多さで脂肪肝が起こっていることがわかる。

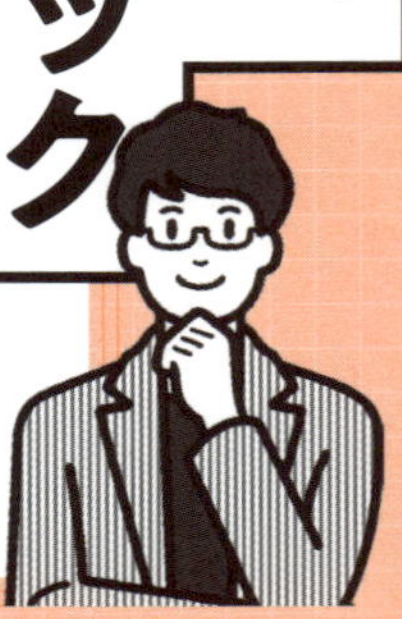

3つの肝機能の検査項目と基準値

ALT（GPT）

基準値　10 ～ 30U/L

理想値　5 ～ 16U/L

大部分が肝臓に含まれる酵素。基準値内であっても20U/Lを超えたら脂肪肝の可能性大。糖質のとりすぎを見直すこと。脂肪肝や肝炎ではALT値は高くなるが、肝硬変まで進行すると低くなるので注意したい。

AST（GOT）

基準値　10 ～ 30U/L

理想値　5 ～ 16U/L

肝臓だけでなく、骨格筋や心筋も含まれるため、ALTとの比較で肝機能の状態を見る。ALTよりも高ければお酒の飲みすぎ、及び糖質のとりすぎが疑われる。

γ－GTP

基準値　0 ～ 50U/L

肝臓で作られ、胆汁に排出される酵素。アルコール性肝障害の目安となるが、糖質のとりすぎやストレスによって数値が上がることのほうが多い。

1分でわかる！健康コツ

健康診断のALT、AST、γGTPの数値をチェック

γ-GTPは、お酒をよく飲むだけで数値が上昇しやすい。お酒を一定期間控えたうえで、それでもγ-GTPの基準値が高いようなら、非アルコール性脂肪性肝疾患（NAFLD）の可能性が高い

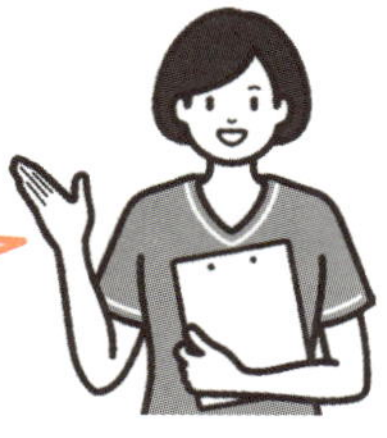

19

男性の肥満はリスクが高い。ＢＭＩ25以上はほぼ脂肪肝

体内に中性脂肪が多すぎると肥満になります。

中性脂肪は内臓脂肪と皮下脂肪に分けられ、一般的に男性は内臓脂肪が多く、女性は皮下脂肪が多くなる傾向があります。皮下脂肪はお尻や太ももの皮膚と筋肉の間で増えやすいので、女性の多くは洋ナシ型に太ります。

一方、内臓脂肪はまず腸の間につき、その後、胃や肝臓の周辺にたまっていきます。そのため男性は、お腹がぽっこり出たリンゴ型肥満になりやすく、内臓周辺の肝機能に肥満の悪影響が出やすいのです。

男性でＢＭＩが25以上で肥満に該当する人は、ほぼ１００％脂肪肝と考えて間違いありません。ただし、女性も中年以降、特に更年期を過ぎると、内臓脂肪がつくのを防ぐ働きのある女性ホルモンが減少して内臓脂肪が一気に増えるので、注意しましょう。

ちなみに、男性に多い内臓脂肪型肥満の人は、皮下脂肪が少ないのでお腹を指でつまむことはできません。逆に、皮下脂肪型肥満の人や、内臓脂肪とともに皮下脂肪もついた複合型肥満の人のお腹は、つまむことができます。

内臓脂肪の有無はＣＴでの測定が正確です。しかし、肝酵素ＡＬＴが16U/L以下であればＣＴで測るまでもなく肝臓への脂肪の沈着はないといえます。理想体重はＢＭＩから算出されますが、筋肉量が多いと正確とはいえないので、肝酵素ＡＬＴ16の時点での体重を自分の理想体重としてみてください。

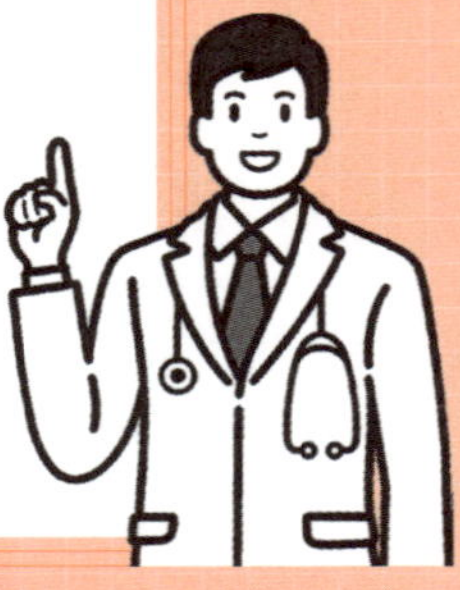

BMI値の出し方

BMI ＝ 体重（kg） ÷ 身長（m） ÷ 身長（m）

BMI	評価
16未満	やせすぎ
16〜18.5未満	やせぎみ
18.5〜25未満	普通体重
25〜30未満	肥満１度
30〜35未満	肥満２度
35〜40未満	肥満３度
40以上	肥満４度

BMI指数は、体重と身長から算出される肥満度を表す体格指数のこと。例えば体重80kgで身長170cmの人なら、BMIは80÷1.7÷1.7＝27.68となり、肥満１度となる。

標準体重の計算式

標準体重 ＝ 身長（m） × 身長（m） × 22

目標とするBMIの範囲（18歳以上）

年齢（歳）	目標とするBMI値
18〜49歳	18.5〜24.9
50〜64歳	20.0〜24.9
65〜74歳	21.5〜24.9
75歳以上	21.5〜24.9

出典：厚生労働省「日本人の食事摂取基準」（2020年版）をもとに作成

50代で身長170cmの人の標準体重は、1.7×1.7×22＝63.58kgとなる。BMI24.9までならOKなので、1.7×1.7×24.9＝71.96kgまでであれば問題はない。

1分健康コツ

自分のBMI値を計算する

20 小型化した超悪玉コレステロールが動脈硬化の真の原因だった！

血液中のＬＤＬコレステロールが増えると血管壁にコレステロールがたまり、動脈硬化などを招くというのが、従来の定説でした。

したがって、ＬＤＬコレステロールは悪玉とされ、なるべく低い値が求められていました。

ところが、ＬＤＬコレステロールも、肝臓で作られたコレステロールを全身の細胞に送り届ける役目をする大切な物質であるとわかってきたのです。

実はＬＤＬには、「健康に役立つＬＤＬ」と「悪さをするＬＤＬ」があります。

超悪玉のsdLDLが増える人の特徴

- □ HDL（善玉）コレステロールが低い
- □ 中性脂肪値が高い
- □ 血糖値が高い
- □ 血圧が高い
- □ 内臓脂肪型の肥満である
- □ 心筋梗塞や狭心症の経験がある
- □ 心筋梗塞や狭心症になった家族がいる

ひとつでも当てはまる人は要注意！

今までひとまとめに悪玉（LDL）と呼ばれていたけれど

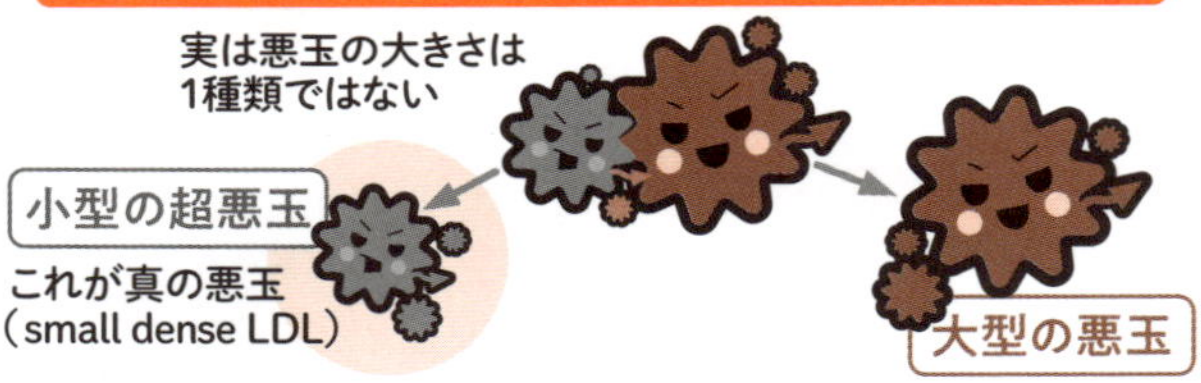

LDLコレステロールが悪いわけではない sdLDLが超悪玉だった!

肝臓から再び血中に運ばれてきた超悪玉コレステロールは、
サイズが小さいため、簡単に血管の壁に入り込む。

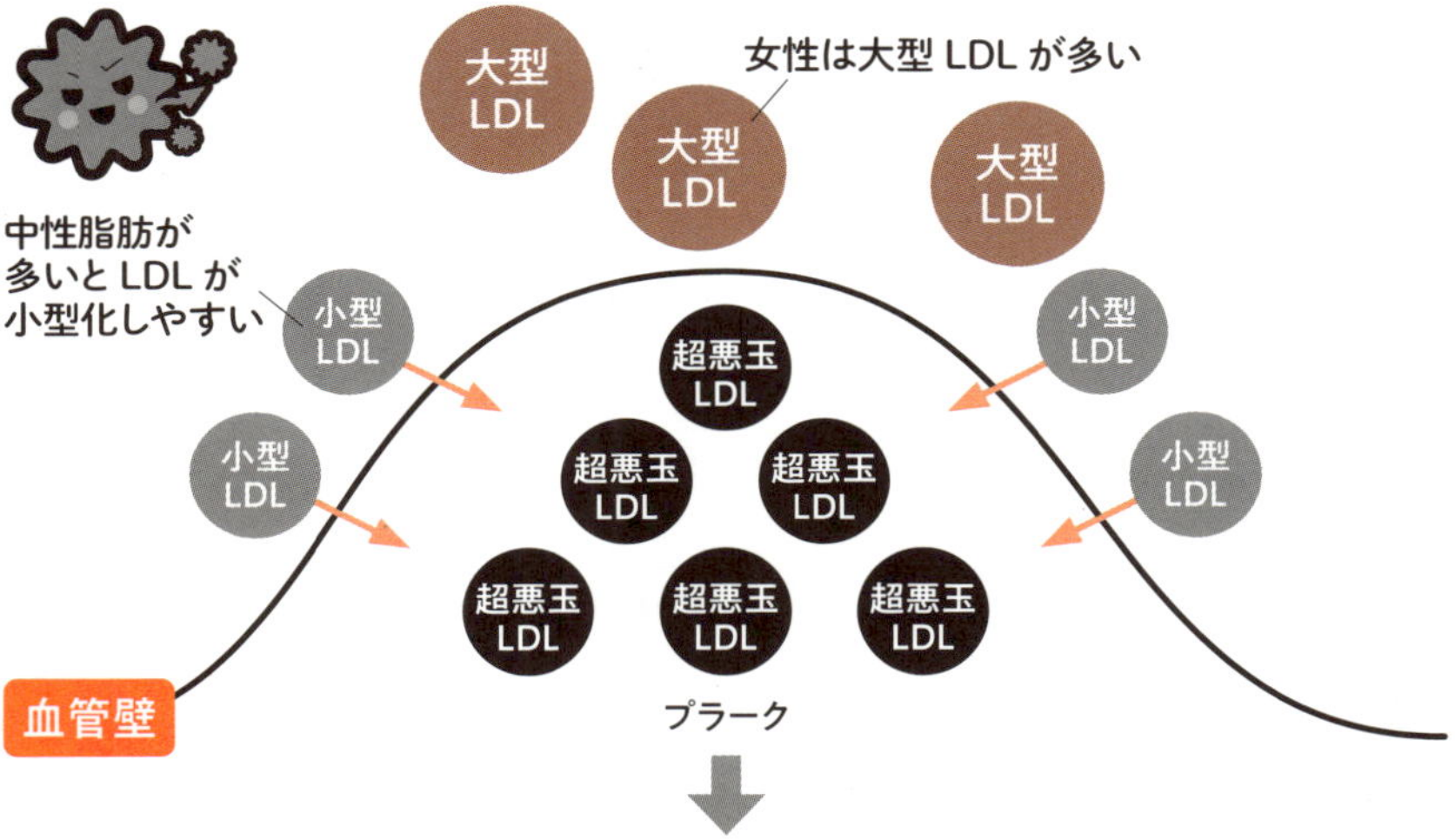

動脈硬化を引き起こし、心筋梗塞や脳梗塞の原因となる

それを分けるのは、サイズの違いです。信じがたいことに、サイズが違うと性質も、健康への影響もまったく異なります。

ＬＤＬの直径が25・5㎚未満のものは小型ＬＤＬコレステロール（ｓｄＬＤＬ）と呼ばれます。粒子が小さいうえに比重が高いので血管の内壁に入り込みやすく、血管内部にたまりやすい性質があり、動脈硬化の原因となります。また、ｓｄＬＤＬは、通常のＬＤＬに一定量含まれているβカロテンやビタミンＥなどの抗酸化物質が少ないので、活性酸素によって**酸化しやすく、動脈硬化を悪化させます**。こうした性質から、ｓｄＬＤＬは**「超悪玉コレステロール」**とも呼ばれるのです。

第6章、第7章を参考にして、ＬＤＬを小型化させない生活で、全身の健康維持につなげましょう。

21

甘くないのに糖質たっぷり！盲点はコーンフレーク、オートミール

日本人の糖質摂取量（1日あたり）

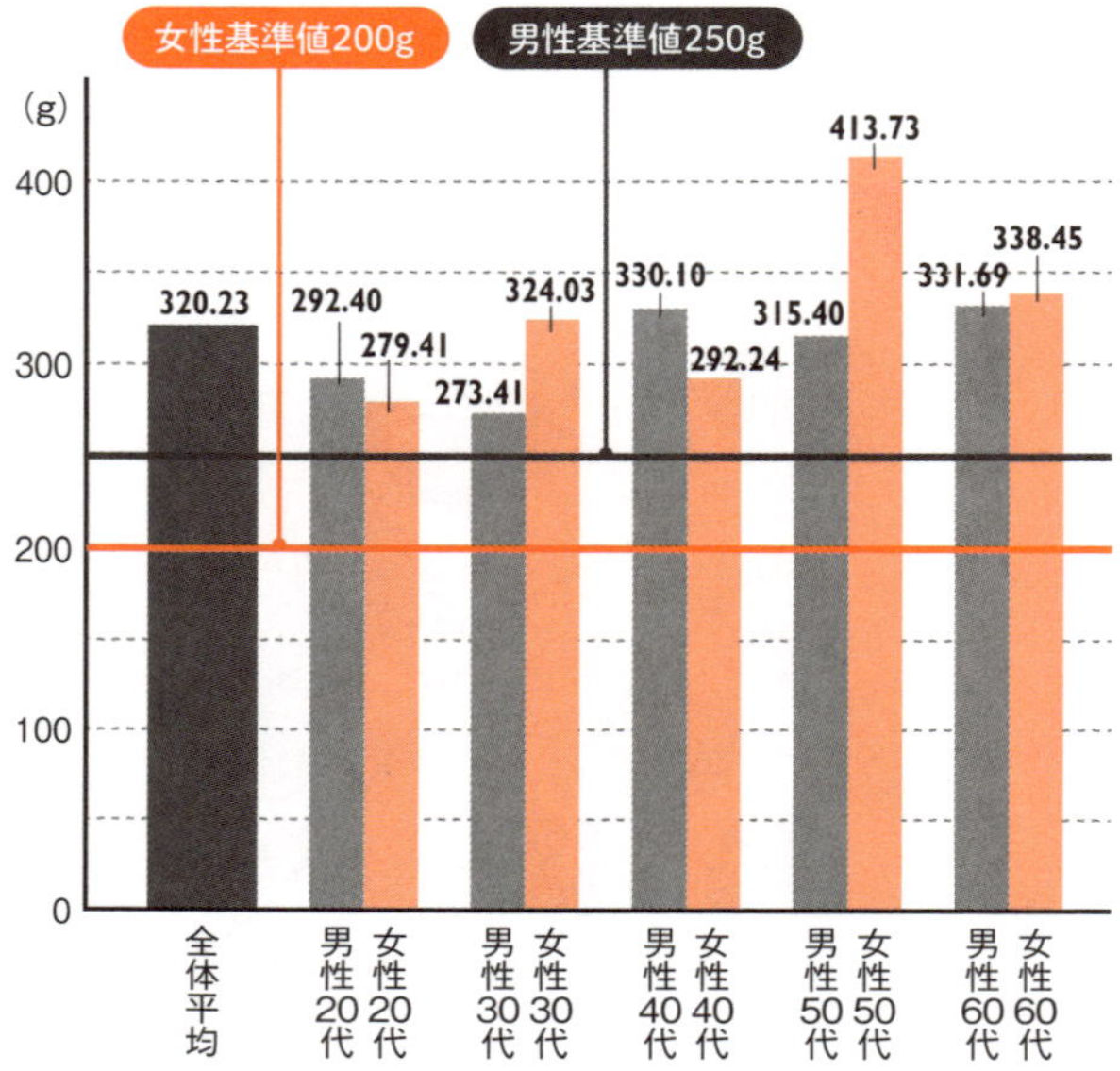

参考：サッポロビール株式会社が2015年に全国で実施した「食習慣と糖に関する20～60代の男女1,000人の実態調査」より
調査監修：栗原 毅

女性は特に、糖質のとりすぎに注意しましょう。男性はアルコール性脂肪肝と非アルコール性脂肪性肝疾患（NAFLD）がほぼ同じ比率です。お酒の飲みすぎが原因の方も糖質の食べすぎが原因の方も、どちらも同じくらいいます。**しかし女性は、非アルコール性脂肪性肝疾患が圧倒的に多いのです！**

お酒をそれほど飲まないのに肝臓に脂肪がたまってしまうのは、間違いなく糖質のとりすぎです。**その原因の一端はメニューの選び方にあります。**

かつて私がサッポロビール株式会社と

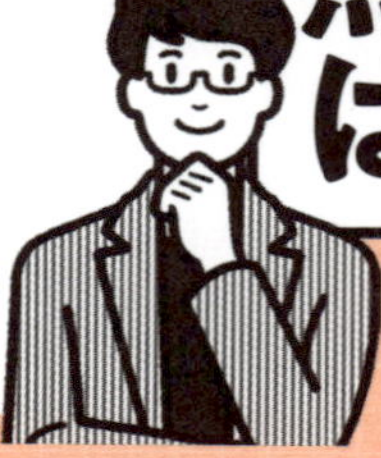

糖質の多い食べもの（100gあたり）

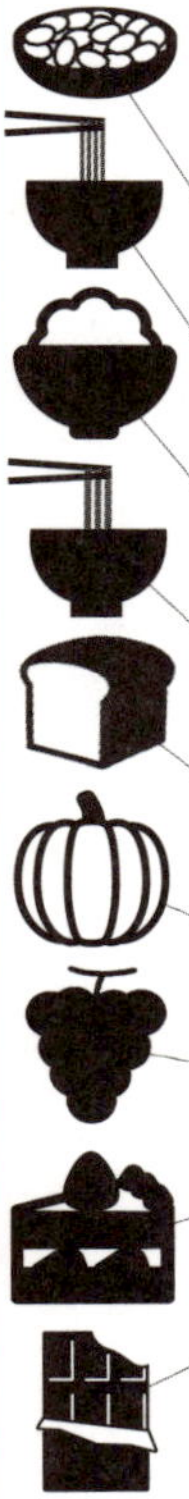

食品名	糖質量	たんぱく質	カロリー
コーンフレーク	82.2 g	7.8 g	380 kcal
オートミール	57.4 g	13.7 g	350 kcal
そうめん・ひやむぎ（乾）	71.0 g	9.5 g	333 kcal
中華めん（生）	47.6 g	8.6 g	249 kcal
白米ごはん（うるち米）	34.6 g	2.5 g	156 kcal
玄米ごはん	32.0 g	2.8 g	152 kcal
うどん（生）	54.2 g	6.1 g	249 kcal
そば（生）	51.3 g	9.8 g	271 kcal
食パン	44.2 g	8.9 g	248 kcal
さつまいも（皮つき 生）	28.9 g	0.9 g	129 kcal
西洋かぼちゃ	15.9 g	1.9 g	78 kcal
バナナ	18.5 g	1.1 g	93 kcal
ぶどう	17.0 g	0.6 g	69 kcal
しょうゆせんべい	80.4 g	7.3 g	368 kcal
ショートケーキ	41.7 g	6.9 g	318 kcal
ポテトチップス	51.8 g	4.7 g	541 kcal
ミルクチョコレート	56.5 g	6.9 g	550 kcal

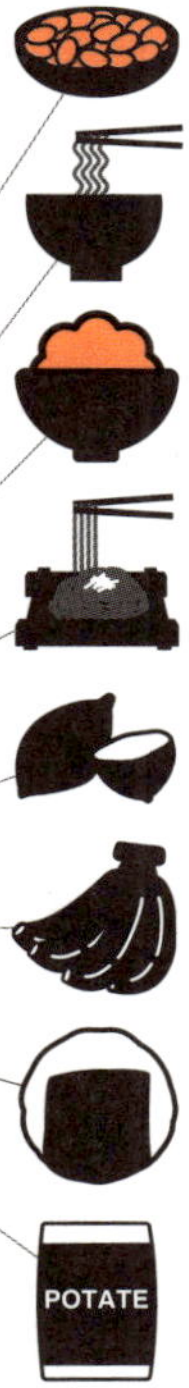

出典：文部科学省『日本食品標準成分表（八訂）増補2023年』より改変

一緒に行なった調査では、**50代の女性は一日に平均約414gと、基準値の2倍以上の糖質をとっていました。**60代でも約338gと1・5倍近くとっています。これでは脂肪肝になって当然です。また、ランチにめん類を選ぶ人も多くいました。パスタも、うどんも、そばも、手軽でのど越しがいいので、ツルツルッと短時間で完食してしまうもの。しかし、それが落とし穴です。**どんなめん類も、吸収のよい糖質がたっぷりなので想像以上に肝臓の負担**になります。これにフルーツやスイーツを追加したら、恐ろしいことに。

コーンフレークは、甘味を添加してあるものを避けるようにしましょう。

1分 健康コツ

糖質の多い食べものに気をつける

第4章

血糖値を制する者は、
病気もダイエットも制す。
健康診断では発見が遅れることも
多い糖尿病。
昼食後、眠くなって集中できない、
おしっこをすませたあと便器を見ると
泡立っている、甘い匂いがする……。
思い当たるなら今すぐ
本章を読んでください。

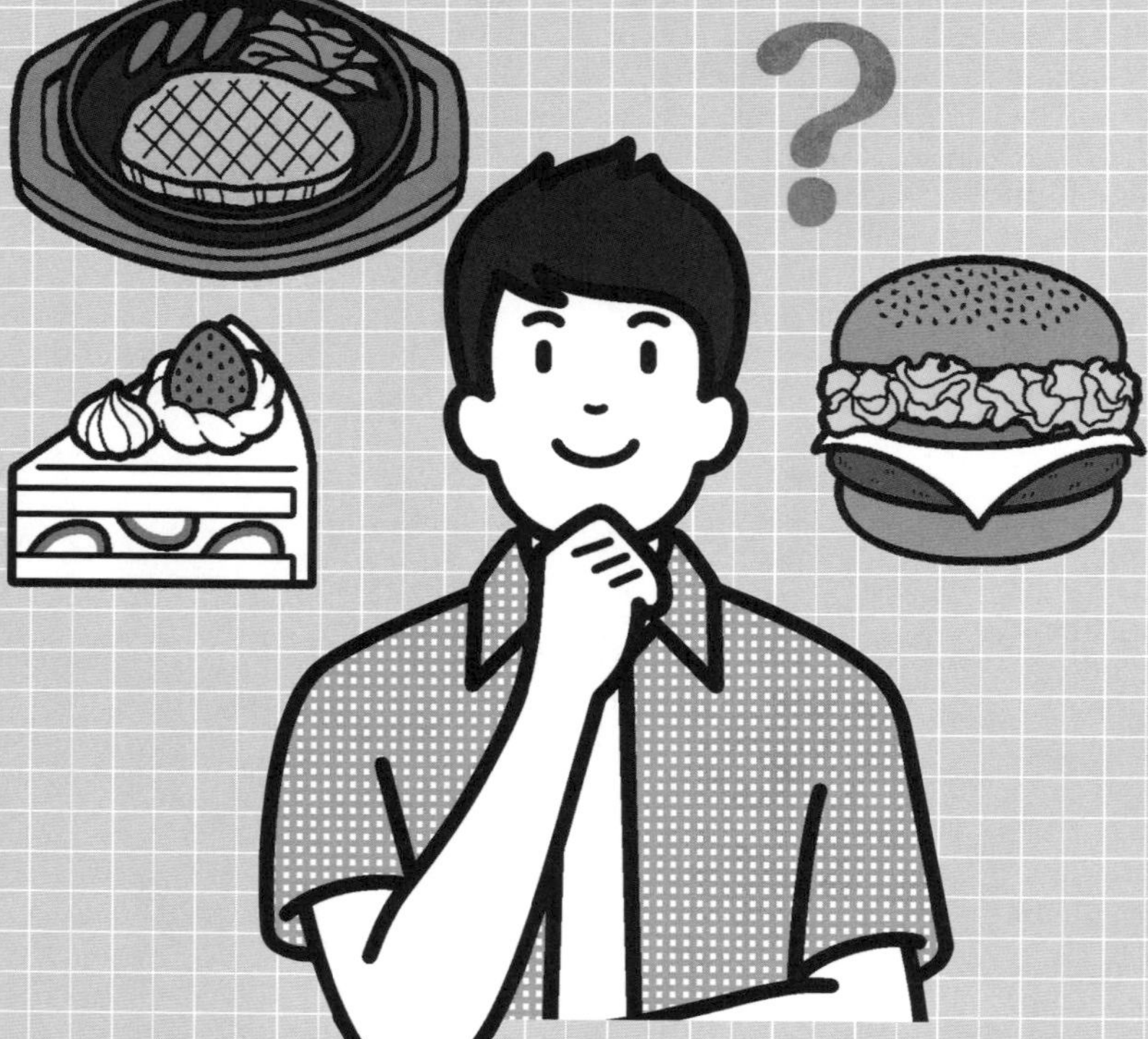

「病気の原因を全身に運ぶ」ドロドロ高血糖の弱点は？

- 同じ食事でも高血糖にならない人はいる。運命は変えられる
- 血糖値の急上昇を避ける最強の3ポイント

……ほか

22 同じ食事でも高血糖にならない人はいる。運命は変えられる

糖尿病の診断基準となる数値

	血糖値	ヘモグロビンA1c
糖尿病の可能性が高い	125mg/dL以上	6.5%以上
糖尿病予備群	100mg/dL〜125mg/dL	6.0%〜6.4%
正常値	80mg/dL〜99mg/dL	5.9%以下

出典：厚生労働省「国民健康・栄養調査」より改変

現在、日本には**1200万人近くの糖尿病患者**がいるとされていますが、糖尿病予備群も含めると、2200万人にも達すると推測され、その数はここ20年間で1・4倍に増加しています。

糖尿病とは、血糖値を調整するホルモンの一種であるインスリンの量が十分でない「インスリン分泌不全」や、十分に作用しない「インスリン抵抗性」の状態のことで、**血液中のブドウ糖（血糖）が異常に増えてしまう病気**です。これは、遺伝によるものに加えて、過食や早食い、運動不足、ストレス過多など、さまざま

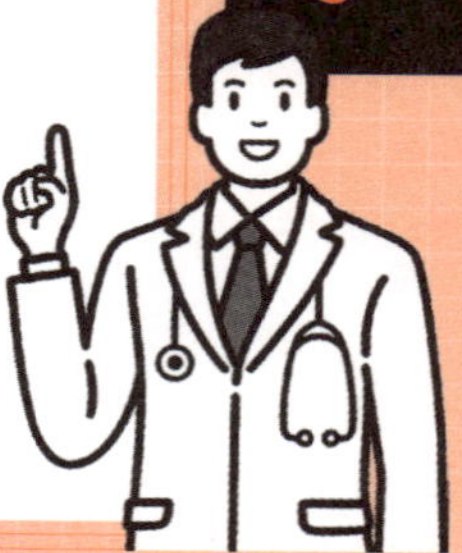

糖尿病リスク患者数の推移

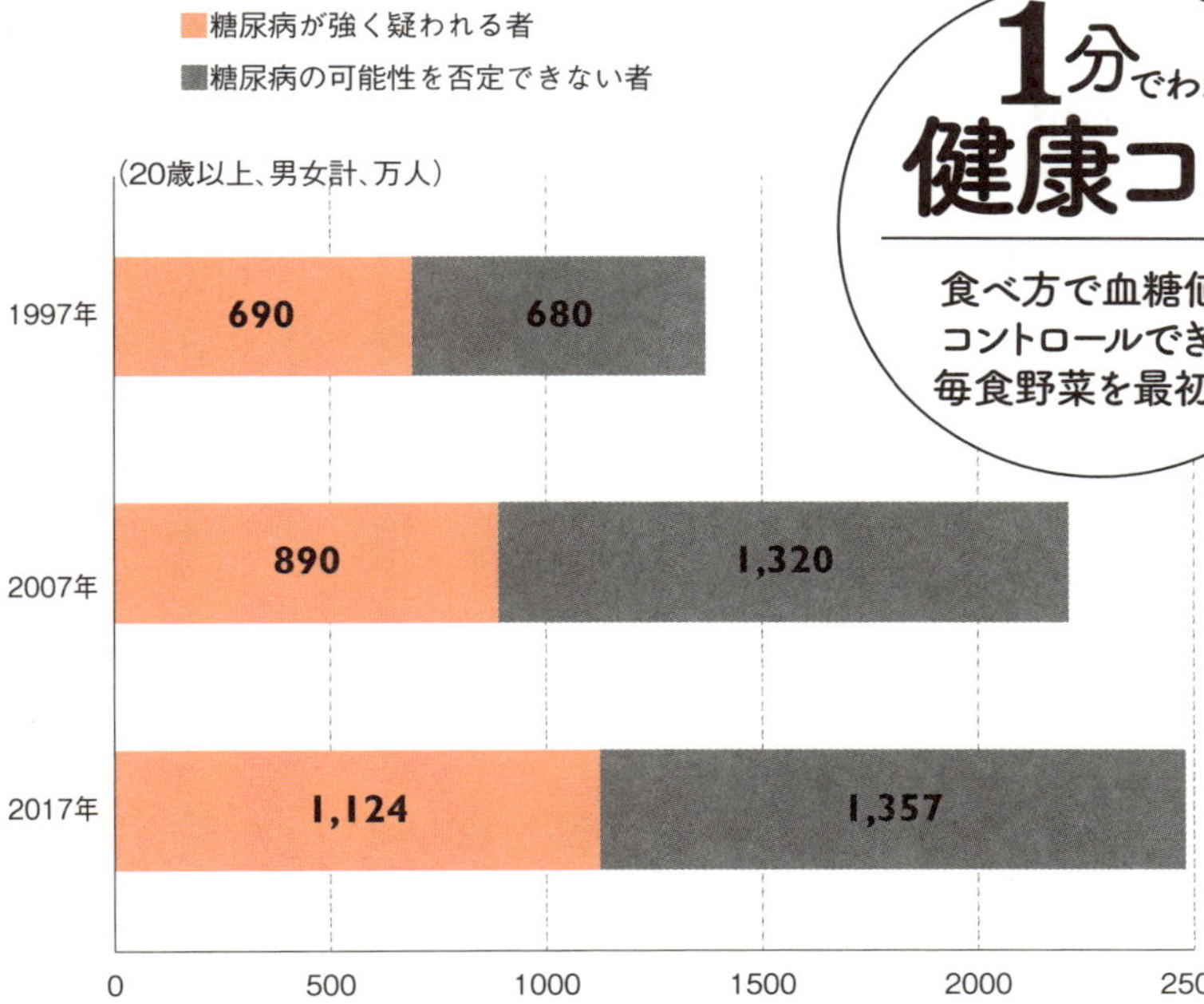

出典：厚生労働省「令和元年（2019）国民健康・栄養調査」より改変

1分でわかる！健康コツ

食べ方で血糖値はコントロールできる。毎食野菜を最初に！

な悪い生活習慣によって起こります。

　食事でとった糖分は、小腸で吸収されます。このとき、小腸内に野菜などに含まれる食物繊維が十分にあれば、適度に糖分を包み込んで吸収率を抑えます。しかし、食物繊維が少ないと糖分は一気に吸収されて血糖値が急上昇してしまいます。食事の際、先に野菜を食べるようにいわれるのは、これを防ぐのが目的です。血糖値が上昇しても、通常はすい臓からインスリンが分泌され、糖分を筋肉で燃焼させてエネルギーに変えますが、インスリンの機能が十分に働かなくなると、血糖値が高いままになってしまうのです。

　したがって、食べ方に気をつけて腸での大量の糖分の吸収を抑え、インスリンの働きを復活させれば、**血糖値が下がり、糖尿病は遠ざけられます。**

23

糖尿病が招く怖い合併症は、しめじとえのきで意識しておく

糖尿病の高血糖が原因で起こる3大合併症（細小血管症）は、神経障害の「し」、目の障害である網膜症の「め」、腎症の「じ」をそれぞれ取った「しめじ」で覚えておきましょう。

糖尿病の動脈硬化によって引き起こされる大血管障害は、「えのき」です。「え」は壊《え》疽《そ》、「の」は脳梗塞、「き」は狭心症・急性心筋梗塞を指します。

この「しめじ」と「えのき」は、糖尿病患者が直面する可能性のある重篤な合併症を覚えておくために有用なゴロ合わせです。**こういう症状が出るということが頭の片すみに入っていれば、自分はもちろん、まわりの人、大切な人にこうした症状が出たときに、素早く処置ができます。**特に、動脈硬化は糖尿病予備群の時期から起きるので、「えのき」には十分注意しましょう。

糖尿病の3大合併症

し　神経の障害
糖尿病神経障害

手足の神経に異常をきたし、痛みやしびれを発症。足裏に何かが貼りついたような感じがすることもある。進行すると足壊疽により足切断となる

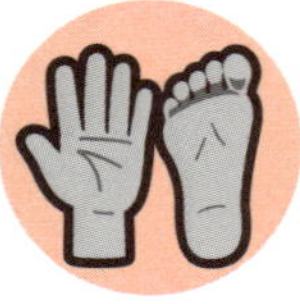

め　目の障害
糖尿病網膜症

目の網膜の細い血管に障害が起こり、視力障害の引き金になる。眼底出血が増え、進行すると突然、失明する

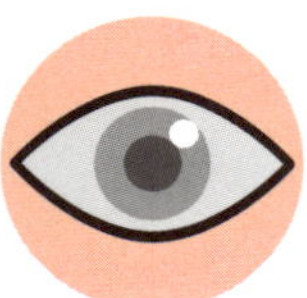

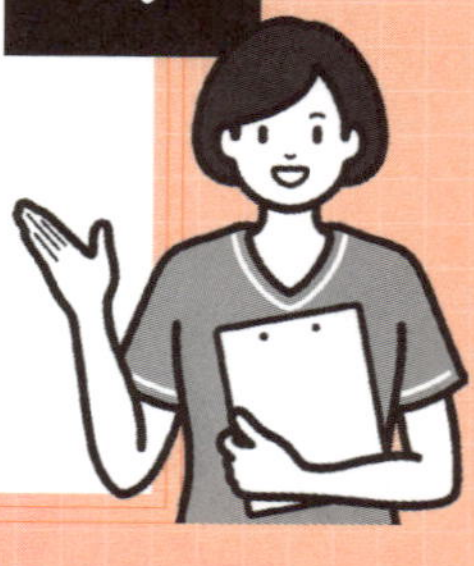

糖尿病による大血管障害

え 壊疽
下肢閉塞性動脈硬化症

糖尿病により血行障害や神経障害が起こる。けがなどに気づかずにいると、患部が感染症を起こして腐っていく。進行すると足を切断する必要が出てくる

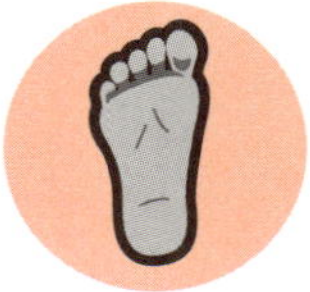

の 脳卒中
脳梗塞、脳出血

脳の血管が詰まり、脳の働きが失われてしまう。ある日突然に起こり、助かっても寝たきりになることも多い

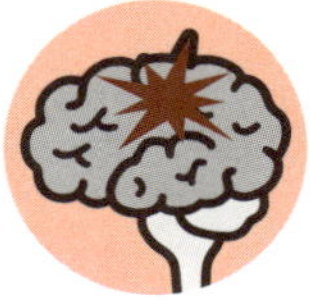

き 虚血性心疾患
心筋梗塞、狭心症

心臓に酸素や栄養素を送る冠動脈が詰まったり、狭くなったりすることで起こる。完全に流れが止まってしまうのが心筋梗塞。突然死につながることもある

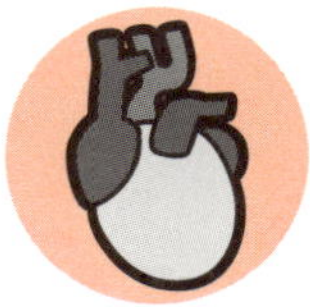

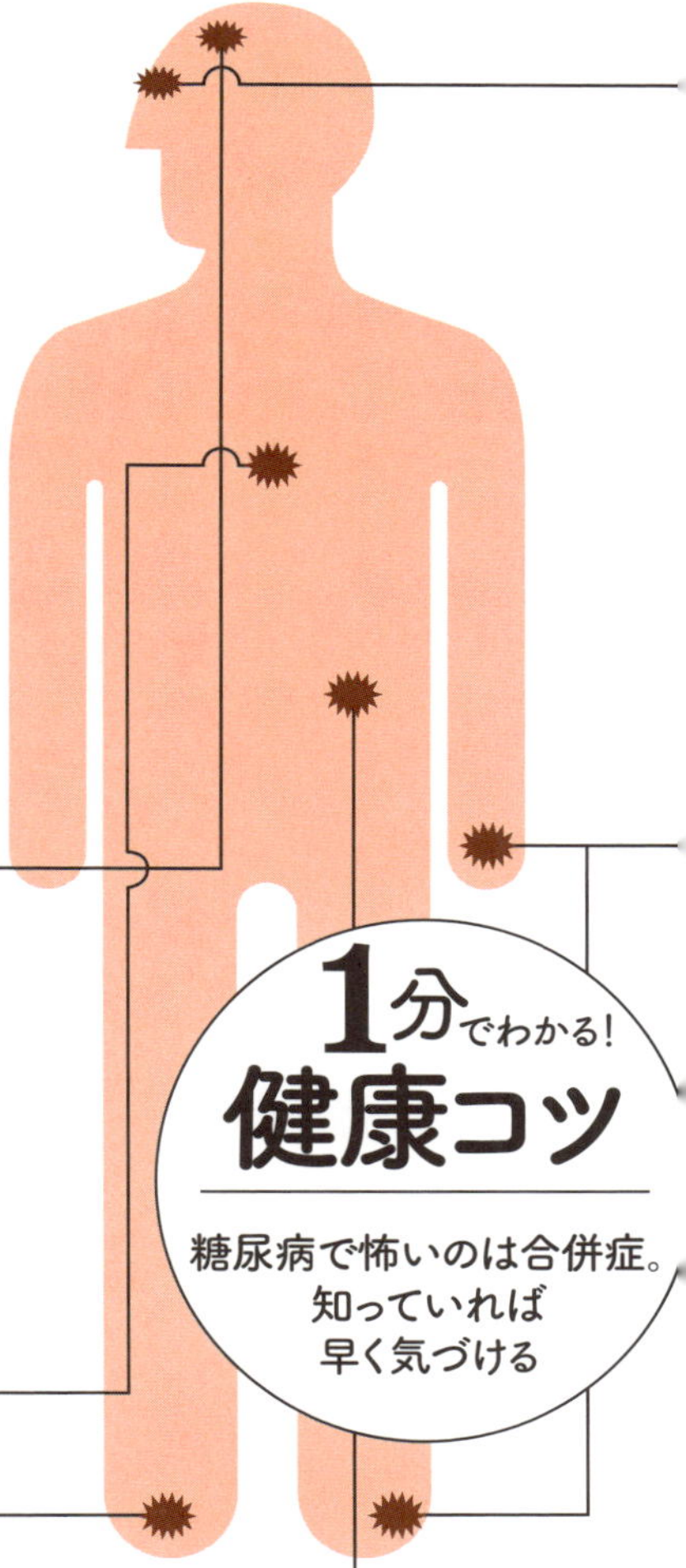

1分でわかる！健康コツ

糖尿病で怖いのは合併症。知っていれば早く気づける

じ 腎臓の障害
糖尿病腎症

腎臓の細い血管が傷ついて腎機能が低下し、体内に老廃物がたまる。進行すると腎不全になり、透析が必要になる

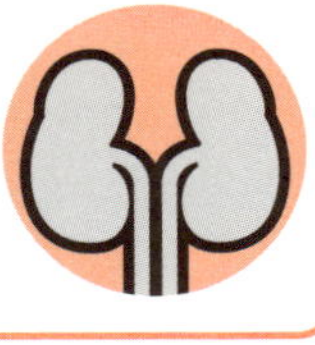

24 血糖値スパイク——危ないのは早食いの人、おかずが少ない人

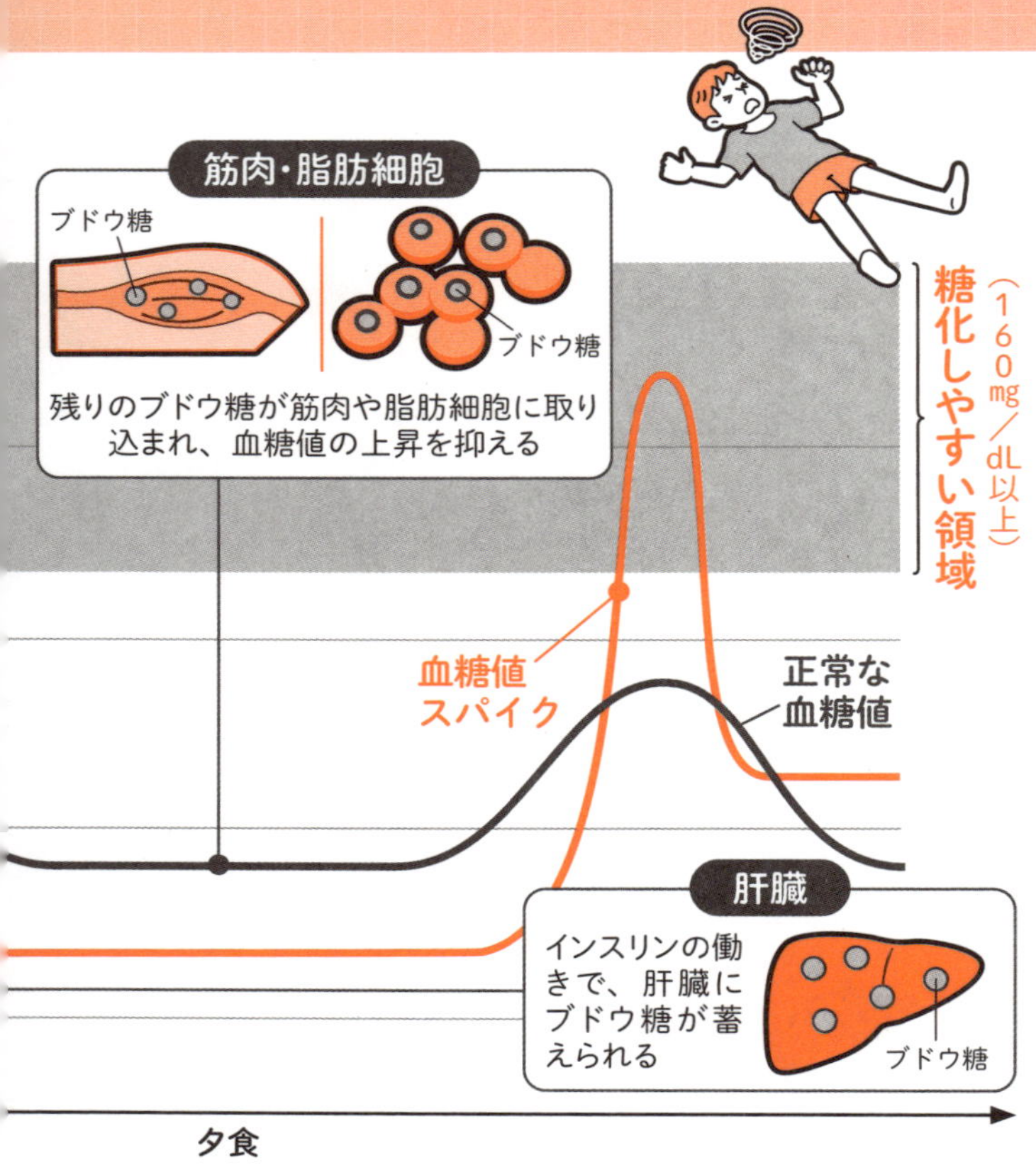

例えば、ランチのあと急激に眠くなって、仕事中なのにうつらうつらしてしまったことはありませんか？

思い当たるなら「隠れ糖尿病」になっている可能性があります。

食事の直後に急激に血糖値が上がるけれど、またすぐに基準値以下にまで下がるので、隠れ糖尿病を検査で発見するのは困難です。この食後の血糖値が急上昇したのちに、またすぐに急降下する状態を「血糖値スパイク」といいます。

急に上がってもすぐに戻るならいいのでは？　とはなりません。急上昇するた

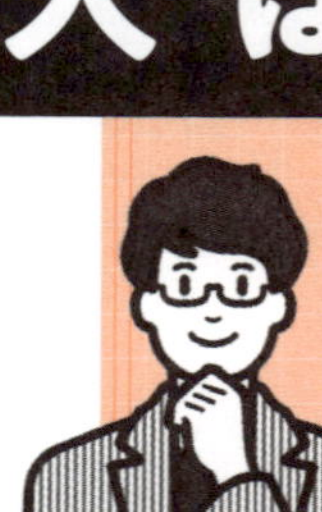

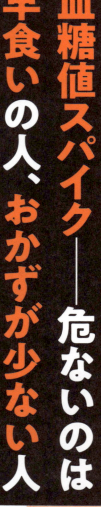

スパイクの名は、英語で、釘やとがったもの、突起を意味する「スパイク（spike）」のようなグラフを描くことから。

血糖値スパイクのイメージ

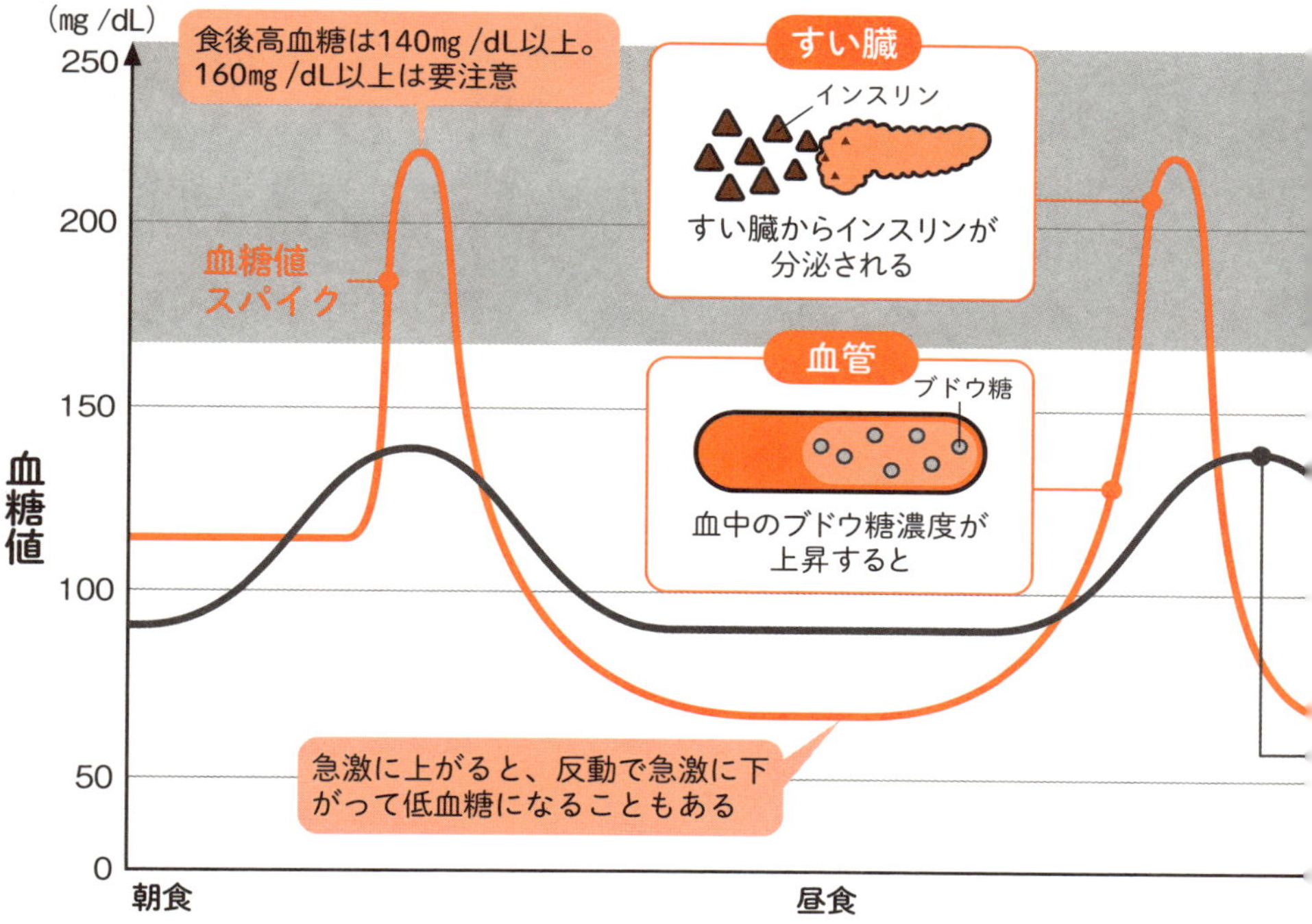
（mg /dL）
250
200
150
100
50
0
血糖値
朝食
昼食
食後高血糖は140mg /dL以上。160mg /dL以上は要注意
血糖値スパイク
すい臓
インスリン
すい臓からインスリンが分泌される
血管
ブドウ糖
血中のブドウ糖濃度が上昇すると
急激に上がると、反動で急激に下がって低血糖になることもある

びに、その糖によって血管は傷つき、硬くなっていくからです。

血糖値は一日のなかでも食事や運動のたびに変化しますが、食前・食後にゆるやかに変動するのが普通です。ところが、すい臓の老化や肥満などでインスリンを分泌する能力が衰えると、分泌量が減ったり分泌するタイミングが遅れたりします。すると、細胞がブドウ糖を取り込めず、**血糖値の急上昇**を招いて血糖値スパイクが起こります。さらに、急上昇した血糖値を抑えるために、あとからインスリンが大量に出てしまうと、今度は**血糖値の急降下**を招くというわけです。

検査で問題ないから自分は健康だ、と思って無謀な生活習慣を続ける――。血糖値スパイクは、人を油断させて血管を傷めることが恐ろしいのです。

25 血糖値スパイクを避けるには、低GI食品を選んで食べよう!

「血糖値スパイク」が起こらないようにするには、**食事**のとり方に注意することが大事です。

食事の際には、**よく噛んでゆっくり食べたり、食べる順番を工夫したりする**ことで、小腸での炭水化物の吸収スピードをゆるやかにしましょう。**たんぱく質・脂質・食物繊維**を含むおかずと野菜を最初に食べることで、水溶性の食物繊維が糖質をからめ取って消化吸収をゆるやかにし、急激な血糖値の上昇を防ぐことができます。また、食事を抜いて、長時間空腹が続いたあとに一気に食べると血糖値も一気に上がるので、食事を抜くのは避けましょう。

カップラーメンやチャーハンだけ、といった**炭水化物オンリーの食事をやめる**だけでも、かなり改善されます。とはいえ、炭水化物(糖質)は体に必要な栄養素なので、**制限しすぎれば低血糖になり、重症化すると命に関わり危険**です。毎日決めた量をとりつつ、白米を五穀米に、食パンをライ麦パンに変えるなどの工夫をすれば効果があります。血糖値の上がりやすさを示す**「GI(グリセミック・インデックス)値」**を目安にして食品を選んでもOK。ただし、果物はGI値が低いですが、成分の果糖は吸収されやすく脂肪になりやすいので、果物以外の低GI食品を優先しましょう。

血糖値スパイクを防ぐには、**食後すぐの運動**も威力を発揮します。激しい運動ではなく、**階段の上り下りやウォーキング**程度で十分です。

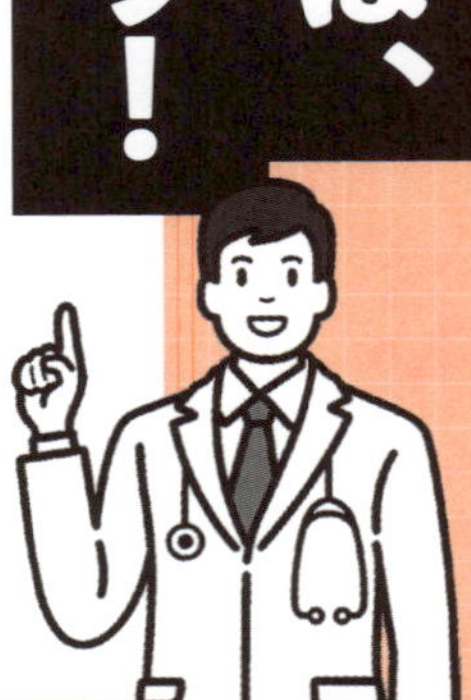

血糖値を上げにくい低GI食品（GI値55以下）

GOOD

玄米　そば　全粒粉パン　ピーナッツ　ブロッコリー

穀　物：玄米（55）、そば（54）、全粒粉パン（50）、玄米がゆ（47）、春雨（35）
果　物：りんご（36）、いちご（29）、メロン（41）、みかん（30〜39）
野　菜：葉物野菜（15〜25）、ブロッコリー（25）、ピーマン（26）、きのこ類（24〜29）
豆　類：あずき（45）、豆腐（42）、ピーナッツ（20）、
乳製品：牛乳（25）、チーズ（33）、ヨーグルト（25）、バター（30）

これらの食品には右記の特徴がある

- **食物繊維が多い**
- **酸味がある**
- **精製されていない炭水化物**

血糖値を上げやすい高GI食品（GI値70以上）

注意！

精白米　うどん　食パン　じゃがいも　ショートケーキ

殻　物：精白米（88）、うどん（85）、食パン（95）、もち（85）、赤飯（77）
果物（加工）：いちごジャム（82）、缶詰（57〜65）
野　菜：さといも（64）、じゃがいも（90）、長いも（65）、にんじん（80）
乳製品：練乳（82）
粉　類：パン粉（70）、薄力粉（60）
菓　子：ショートケーキ（82）

これらの食品には右記の特徴がある

- **糖質が多い**
- **糖分が添加された加工食品**
- **精製されていたり、粉末状にされていたり、消化されやすい加工がされていたりする**

1分健康コツ

低GI食品を選ぶ

26 血糖値の急上昇を避ける最強の3ポイント

三大栄養素が血糖に変わる速度と割合

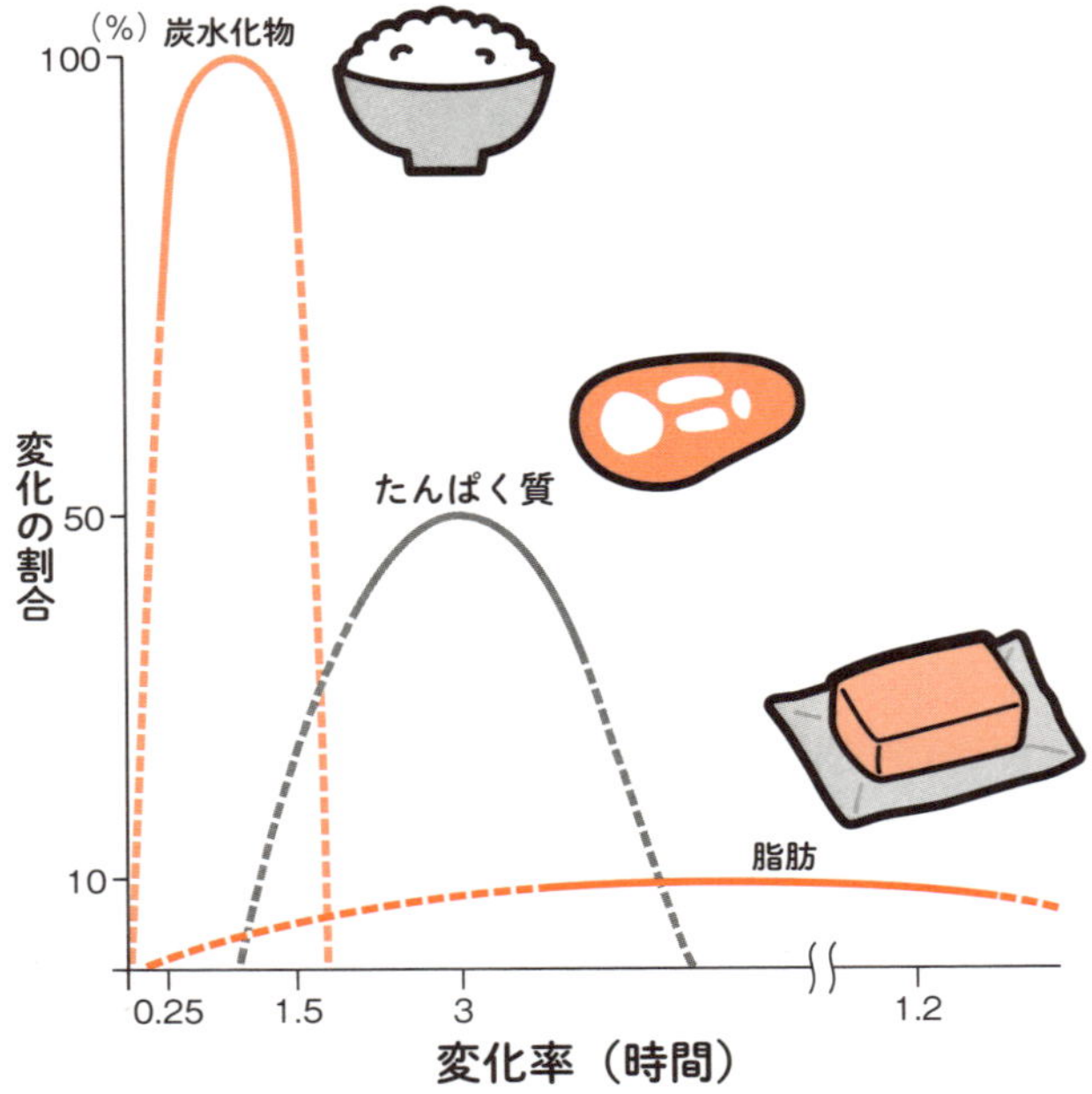

出典：American diabetes association 1997より

血糖値が急上昇するスピードには一度に食べる量のほかに、「食べる速さ」も大きく影響します。同じ量の糖質でも、よく噛まずに早食いしたほうが血糖値の上昇スピードは速くなります。

したがって、ほんの10回でもいいから、今までよりも多く噛んで**ゆっくり時間をかけて食べる**ことが運命を分けます。

インスリンの無駄遣いとならない食べ方の3つの重要ポイントを左ページにまとめています。

なんだ、そんなことか！とバカにする人は、あとで泣くことになりますよ。

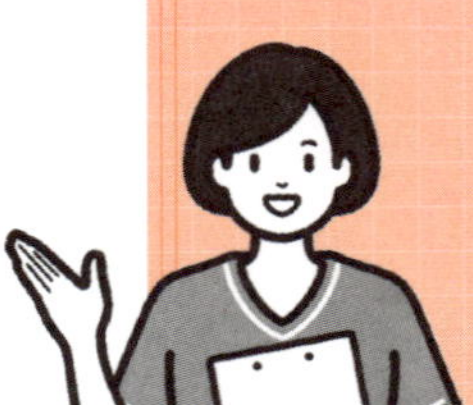

血糖値の急上昇を抑える食べ方

ポイント 1 ゆっくりよく噛む

1回の食事に15分以上かける。15分以内で食べ終わると満腹感を得る前に食べすぎてしまう。ゆっくりよく噛んで食べるには、食物繊維の豊富な野菜や、きのこ、海藻などのおかずを積極的にとると効果的。ひと口30回噛むことを目安にしよう。ひと口食べるたびに食卓に箸を置き、会話を楽しみながら食べるのも早食いを防ぐコツ。お行儀よりも、健康第一で。

ポイント 2 食べる順番を変える

同じメニューでも食べる順番を変えるだけで、血糖値の急上昇を抑えることができる。糖の消化吸収を遅らせる作用のある食物繊維の多い野菜や、きのこ、海藻などから食べはじめよう。そこから、肉や魚、ごはんへと食べ進むのがコツ。

血糖値の急上昇を抑える食べる順番

野菜・きのこ・海藻 → 肉・魚 → ごはん・パン・めん

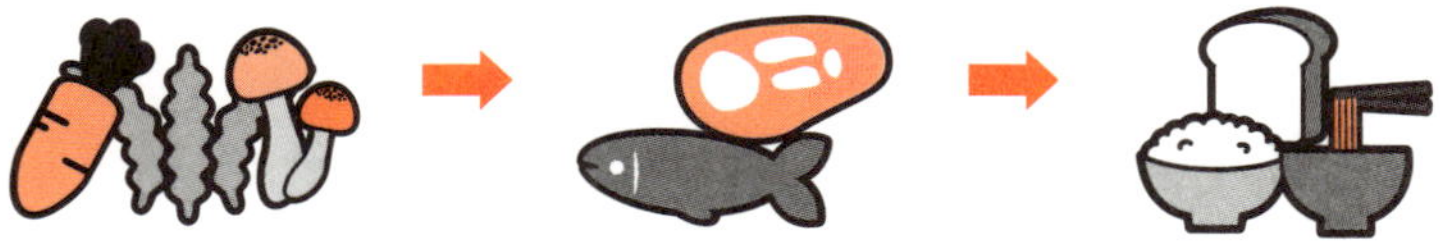

ポイント 3 油や酢を味方につける

三大栄養素(たんぱく質・脂質・糖質)のなかで、血糖値を最も上昇させやすいのは糖質。脂質はカロリーが高いので敬遠されがちだが、実は消化吸収に時間がかかるので、血糖値を最も上昇させにくい。例えば、パンにバターやオリーブオイルをつければ、食後血糖値の上昇スピードを抑えられる。また、酢にも血糖値の急上昇を抑える働きがある。

1分でわかる! 健康コツ

食事の最初に酢とオイルをかけたサラダを食べるといい!

第5章

口臭や歯周病が気になるのであれば
歯や舌のみがき方が間違っているかも。
口の中の清掃方法も、
時代とともに進化しています。
え？　小学生のころからずっと
同じみがき方!?
フロスや歯間ブラシを使っていない!?
病気のもとをスッキリ退治する
コツがあります。

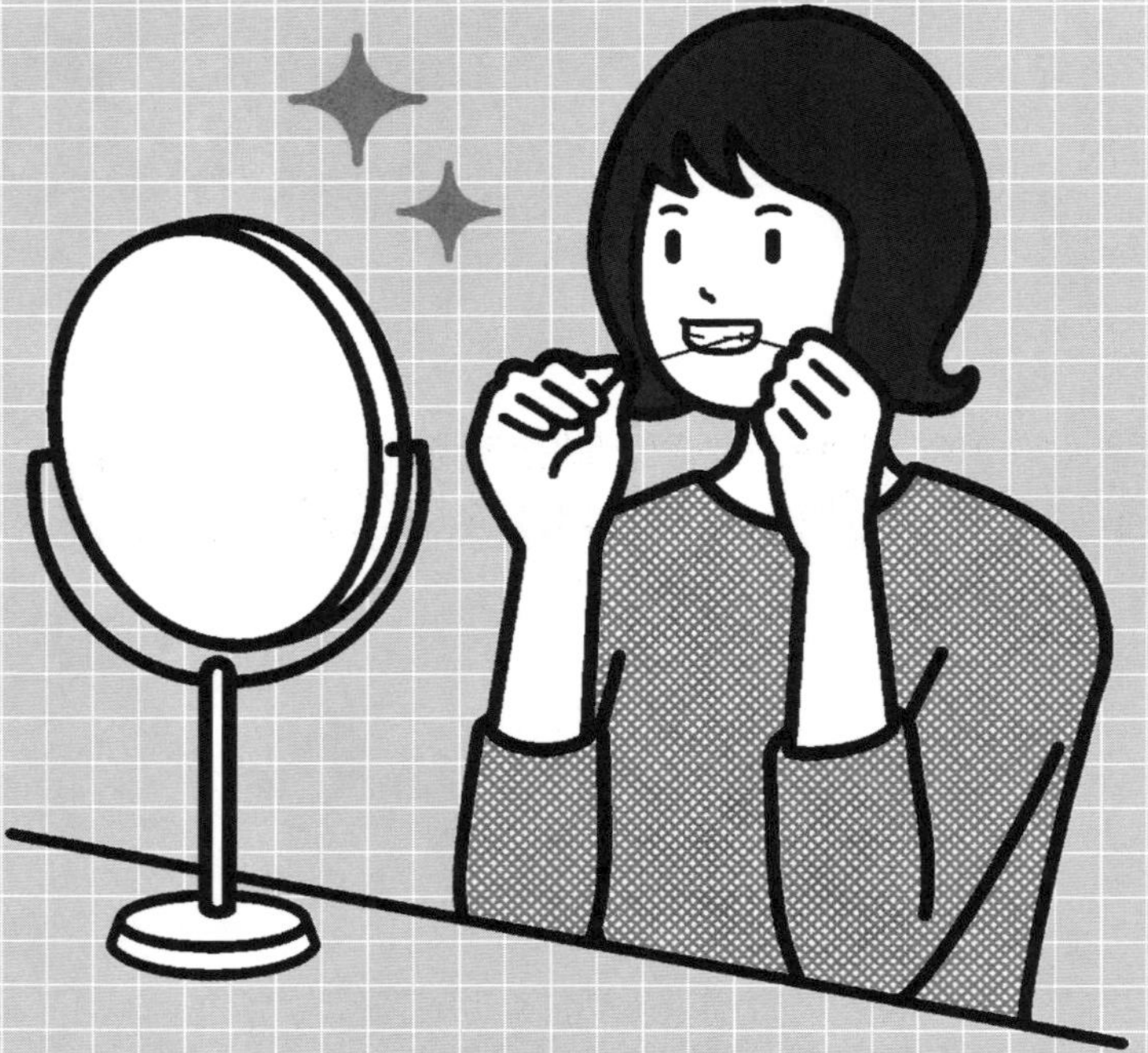

実践！
歯周病菌を退治する
「お口」の1分健康コツ

◆ あなたの歯の本数は？
自分の口中の状態を知る

◆ 元気な人、健康になりたい人は、
この隙間ケアを欠かさない

◆ 歯みがきに舌ブラシのひと手間で
菌の棲み処をスッキリ強力除去

……ほか

27 あなたの歯の本数は？自分の口中の状態を知る

20本以上の歯を有する人の割合

年齢階級（歳）	1993年（平成5）	2005年（平成17）	2011年（平成23）	2016年（平成28）	2022年（令和4）
45～49	88.1%	95.0%	97.1%	99.0%	97.9%
50～54	77.9%	88.9%	93.0%	95.9%	95.5%
55～59	67.5%	82.3%	85.7%	91.3%	94.9%
60～64	49.9%	70.3%	78.4%	85.2%	89.3%
65～69	31.4%	57.1%	69.6%	73.0%	81.4%
70～74	25.5%	42.4%	52.3%	63.4%	72.1%
75～79	10.0%	27.1%	47.6%	56.1%	55.8%
80～84	11.7%	21.1%	28.9%	44.2%	45.6%
85～	2.8%	8.3%	17.0%	25.7%	38.1%

出典：厚生労働省「令和4年（2022）歯科疾患実態調査」より

歯は、80歳で20本は残したい

厚生労働省と日本歯科医師会が1989年からすすめている口腔ケアの取り組みが「8020運動」。歯の本数が少ないと食べられるものも限られ、栄養素も偏《かたよ》ってしまうので、「80歳までに20本の歯を残す」ことを目標に始められた。開始当時から徐々に成果を上げ、現在は70代前半でも歯を20本以上残している人は７割以上。

歯や口のケアをしないと、さまざまな病気が引き起こされてしまいます。特に**歯周病菌は、歯周病のほかに糖尿病や脂肪肝、さらに心筋梗塞や脳梗塞などの動脈硬化性疾患の原因になる**ので、十分注意しましょう。

口の中を清潔に保つには、毎日の歯みがきを欠かさないことです。もし食事したあとの食べかすをそのまま取り除くことなく放置しておけば、それが細菌のエサになります。口の中で細菌がどんどん増殖していき、歯垢が形成されるので、歯みがきできれいに取り

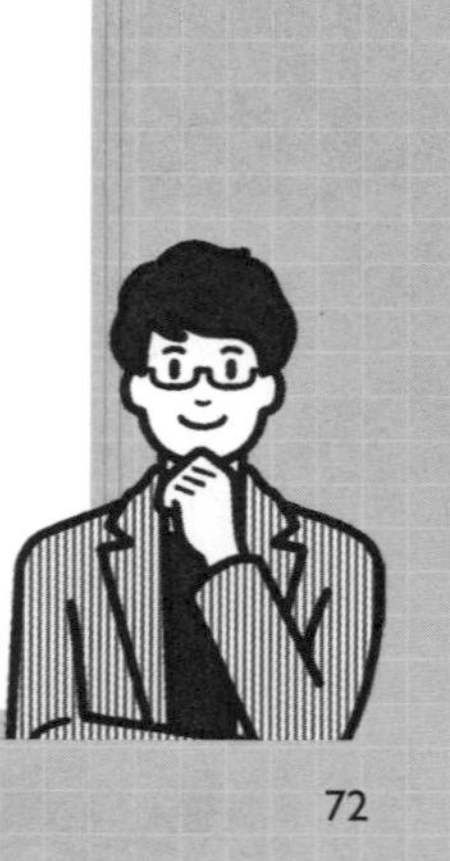

正しい歯ブラシの持ち方

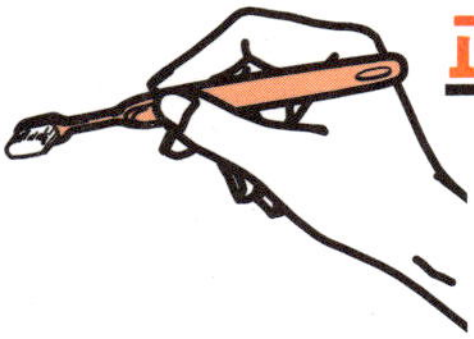

ペンを持つときと同じペングリップで持つ。余計な力が入らず歯ブラシを小刻みに動かすことができるので、歯にきちんと当たって細部までよくみがける。

正しい歯ブラシの当て方

バス法（45度）

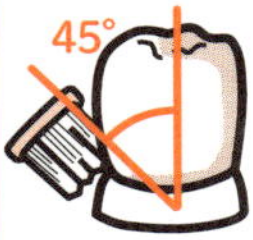

歯ブラシの毛先を歯に対して45度で当てるみがき方。歯と歯肉の境目に毛先を当て、歯周ポケットに狙いを定めて1、2本の歯に対して20回以上小刻みに震わせる。

スクラビング法（直角）

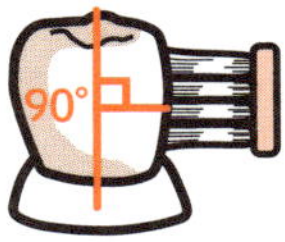

歯ブラシの毛先を歯に対して直角に当てるみがき方。1、2本の歯に対して20回以上小刻みに震わせると、しっかり歯冠のプラークを落とせる。

歯肉に炎症があるときの歯ブラシの選び方

基本は「ふつう」の硬さを。歯周ポケットが深く出血もあるようなら、一時的に「やわらかめ」を。また、「テーパード」など、毛先が極細タイプの歯ブラシもおすすめ。「硬め」は歯肉を傷つけるリスクがあるのでおすすめできない。自分に合う2種類程度の歯ブラシを使うのが理想。

除く必要があるのです。

歯みがきは毎食後にするのがベストですが、難しければ**「夜寝る前」**と**「朝起きた直後」**の一日2回でもいいでしょう。なぜこの2回なのか？　寝ている間は唾液が出にくいので抗菌作用・自浄作用が期待できず、口内細菌の増殖が止められません。また、起床後すぐに朝食をとると、就寝中に口の中にたまった細菌も一緒に飲み込んでしまいます。というわけでこの2回がいいのです。

1分でわかる！健康コツ

寝る前と朝起きた直後に歯をみがく。理想はこれに食後を加えた一日5回！

28 元気な人、健康になりたい人は、この隙間ケアを欠かさない

歯ブラシで完ぺきにみがいたと思っても、実はプラーク（歯垢）は約40％も残っていることを知っていますか？　そうした、みがき残しになるプラークのほとんどは歯と歯の間にあり、歯ブラシが届かないので、すべてかき出すのは難しいのです。

そこで使ってほしいのが、**歯と歯の間をきれいにする「歯間ブラシ」と「デンタルフロス」**。プラークの除去率は、歯ブラシとデンタルフロスを併用すると約80％にアップします。また、歯ブラシと歯間ブラシを併用すると、さらに約**85％まで上がります**。

ところが、２０２２年の「歯科疾患実態調査」によると、デンタルフロスや歯間ブラシを用いて歯と歯の間のそうじをしている人は全体で50・９％。２人に１人の割合ですから、清潔意識が高いといわれる日本人ですが、口腔ケアは遅れがちであるといえるでしょう。

デンタルフロスも歯間ブラシも、歯と歯の間をきれいにするための器具ですが、今までどちらも使ったことがない人なら、**使いやすい歯間ブラシのほうがおすすめ**です。できれば毎日使ってほしいところですが、**週に1回からでもやらないよりはずっとマシ！**　こうした歯間清掃具を使うと、ネバネバしたプラークがどっさり取れるので、口腔ケアの成果を実感できるはずです。ただし、一番細いサイズでも歯間に挿入できない場合は、使用をやめること。代わりにデンタルフロスを使いましょう。

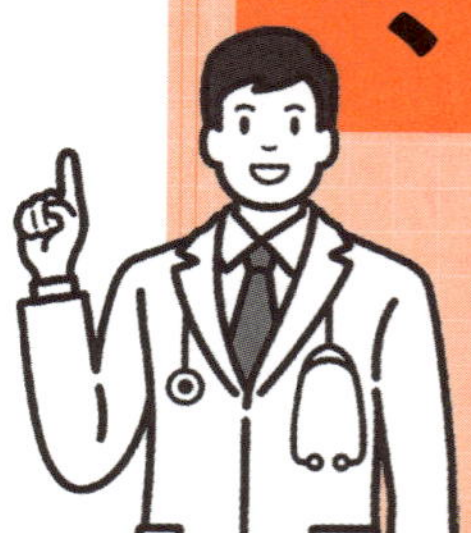

歯間ブラシとデンタルフロス

歯間ブラシ

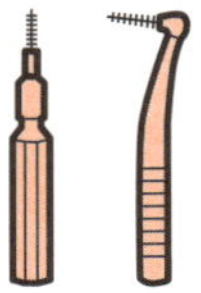

I型は前歯、L型は奥歯をみがくのに適している。奥歯はL型が基本だが、I型を少し折り曲げて使ってもよい。

デンタルフロス

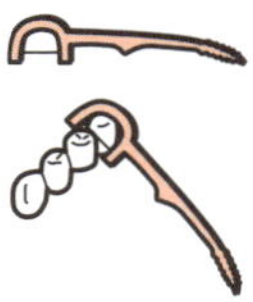

歯と歯のすき間に糸を通してみがく。歯の側面にあるむし歯や歯石、治療済みの歯の不具合など見つけやすい。

歯垢の除去率	ブラッシング（歯ブラシ）＋歯間ブラシ	➡ 84.6%
	ブラッシング＋デンタルフロス	➡ 79.0%
	ブラッシングのみ	➡ 61.2%

出典：「日本歯科保存学雑誌」48.272-277（2005）より改変

歯間ブラシの使い方

1 まっすぐ挿入する

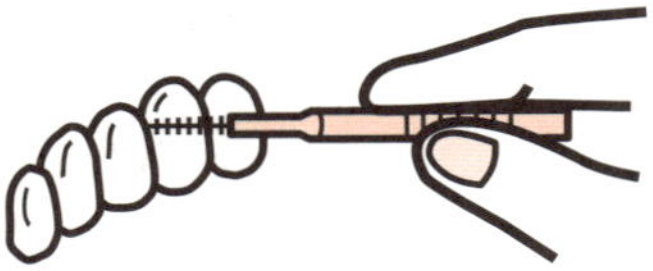

最初はI型歯間ブラシをまっすぐ挿入し、ゆっくり前後に動かす

2 奥歯は両面から

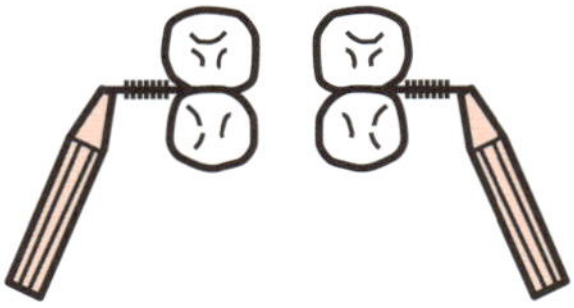

折り曲げたI型、またはL型の歯間ブラシを内側、外側の両方からまっすぐ挿入し、前後に動かす

3 多方面から挿入する

歯間ブラシの扱いに慣れてきたら、側面に沿ってさまざまな方向から動かしていく

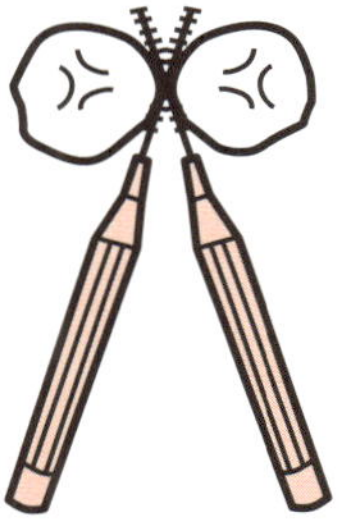

歯間ブラシの寿命は1週間、針金がガタガタしたら交換を

1分 健康コツ

歯間のプラークをそうじする

29 うっかり見落としがちな口臭の原因菌がいる場所第1位！

舌苔の細菌が臭いを生み出す

舌苔に沈着した細菌が、アミノ酸を代謝して揮発性硫黄化合物を産生する。卵や魚の腐敗臭、生ごみのような臭いがするようになる。

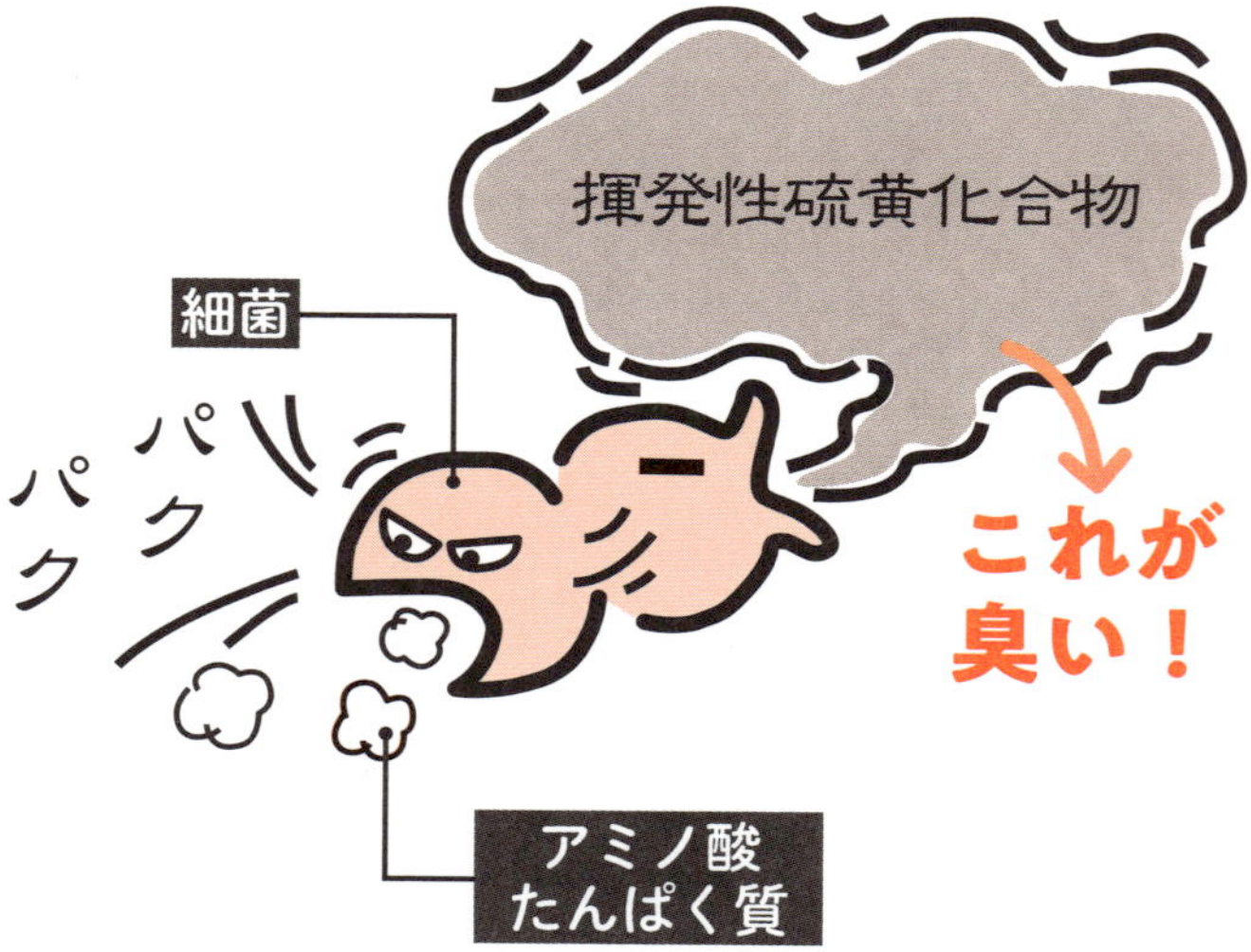

口臭に悩む人は、日本人の8割に及ぶといいます。そりゃそうです！　歯間ブラシやデンタルフロスを使っていない人が多いのですから。口臭を気にするあまり、行動が消極的になったり、良好なコミュニケーションに支障が出たりすることがあるので、適切な口臭ケアはいい人生には欠かせません。

しかし、歯をよくみがいても消えない口臭の9割は口の中に原因があります。その大きな原因のひとつが**歯周病**です。歯肉から出血した血液成分が、嫌気性菌である歯周病菌を増殖させ、口臭のもと

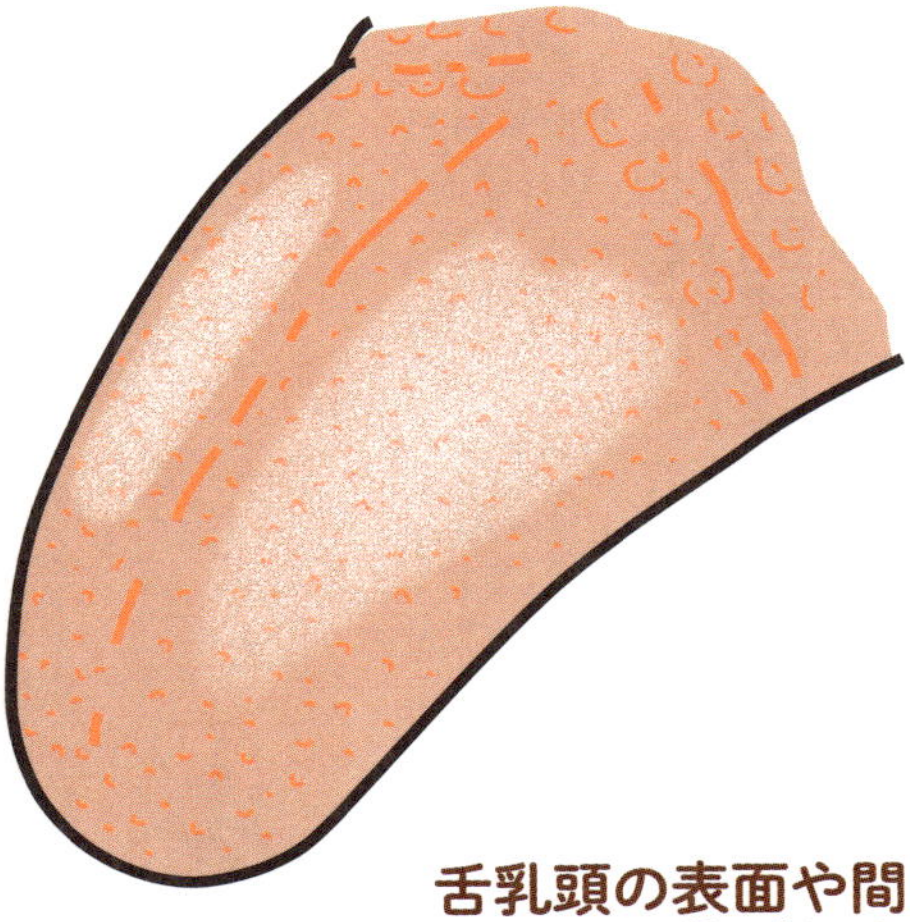

舌表面に苔状になった付着物

舌の表面に多くあるみぞに、微生物や細菌、食べかす、唾液たんぱく質などがたまって、プラークのように白くべったりと舌につく。

舌乳頭の表面や間に汚れや細菌がたまる

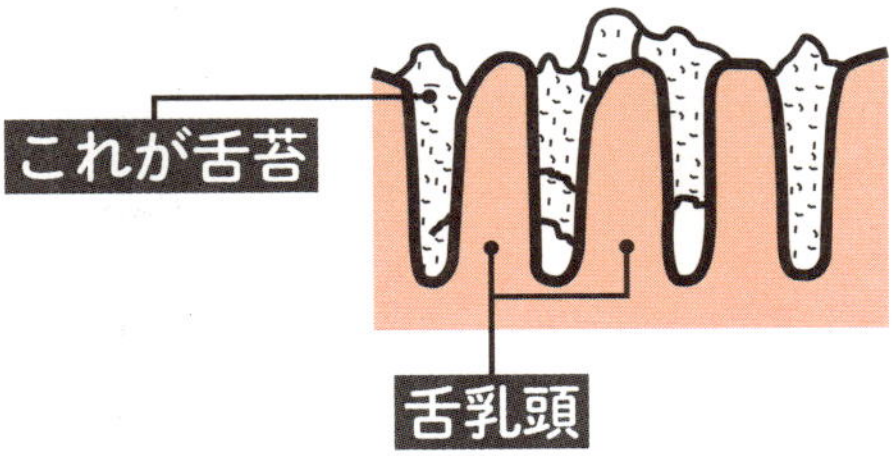

1分でわかる！健康コツ

歯周病菌は舌に多くいる

である**揮《き》発《はっ》性《せい》硫《い》黄《おう》化合物**を生み出します。卵の腐ったような臭いがするのです。

　また、唾液の分泌量が少ないことも口臭を強くします。唾液の殺菌・洗浄作用が低くなることで、口腔内のたんぱく質成分や細菌が増えるからです。

　これにもうひとつ、口臭の最大の発生源と考えられるのが、**舌苔**《ぜったい》。

　舌苔とは、舌の表面に苔状にたまった付着物です。舌の表面には**舌乳頭**《ぜつにゅうとう》という突起があり、突起の間にあるみぞに細菌や微生物、食べかす、唾液たんぱくなどがたまってできます。みぞの中は空気が届きにくいため、嫌気性菌にとって居心地がいいのです。

　舌苔の細菌がアミノ酸を分解することで揮発性硫黄化合物を生み出し、**口臭のもととなる悪臭を放つ**のです。

30

歯みがきに舌ブラシのひと手間で菌の棲み処をスッキリ強力除去

気になる口臭を予防するには、原因となる問題をひとつずつ解消していくことが必要です。

口の中の健康を維持するためには、まず、むし歯や歯周病の治療を最優先してください。それに加えて、就寝前と起床後の一日2回（理想は毎食後にも）の歯みがきでプラークを除去して清潔にし、臭いのもととなる歯周病細菌が増えないようにしましょう。病気のもとと口臭をまとめて消し去るには、1分でいいので、**舌苔のそうじ**もすること。

口の中でも細菌が繁殖しやすいのが舌の上です。舌の表面には多くのみぞがあり、そこに細菌や微生物、食べかすなどがたまって舌苔ができます。舌の上が汚いままだと細菌の繁殖が進み、細菌がたまると体にも悪影響を与える舌苔になります。

舌苔の量は人によって異なりますが、**唾液の分泌が少ない人や、ドライマウスの人はたまりやすい**傾向があります。気になる人は舌苔そうじ専用の舌ブラシか、毛先がやわらかくて繊細な口腔粘膜ケア用歯ブラシを活用して、舌苔をこすり落としましょう。ふつうの歯ブラシでゴシゴシと強くこすると、味蕾《みらい》が取れてしまうこともあるので、**舌ブラシなどでやさしくブラッシング**してください。

舌ブラシにはさまざまな種類がありますが、使いやすいものならどれでもOK。舌を思いきり前に出して、鏡を見ながら舌苔のついている箇所を確認し、必ず「奥から舌先」にかき出すのがポイントです。

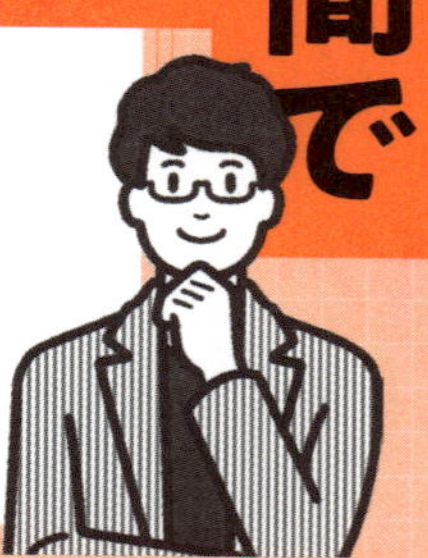

舌ブラシの使い方と種類

① 舌の中央やや奥に舌ブラシを置く

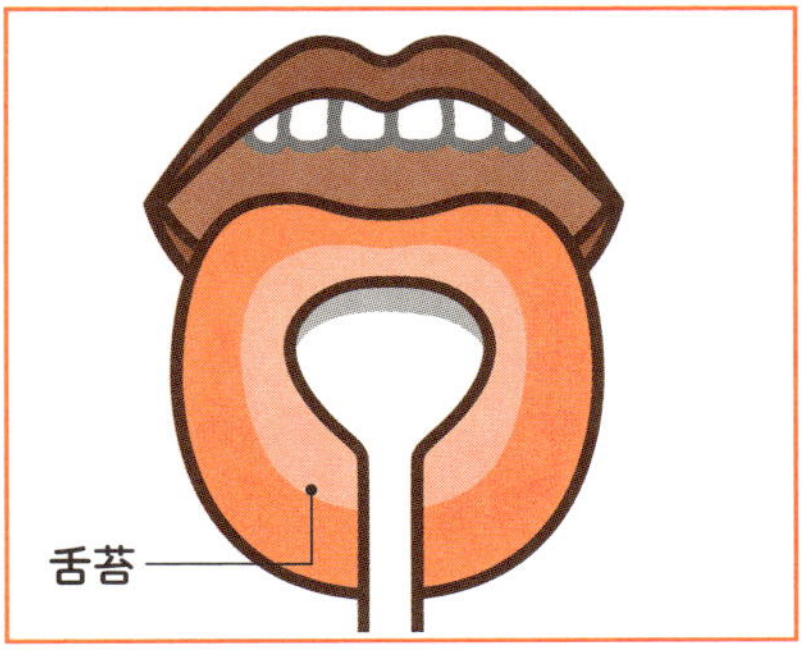

舌を思いきり前に出し、舌苔のついている箇所を確認してから、濡らした舌ブラシを舌の真ん中よりやや奥に置く。抵抗感のある人は舌の先端部からケアしていく

② 必ず奥から手前にかき出すように動かす

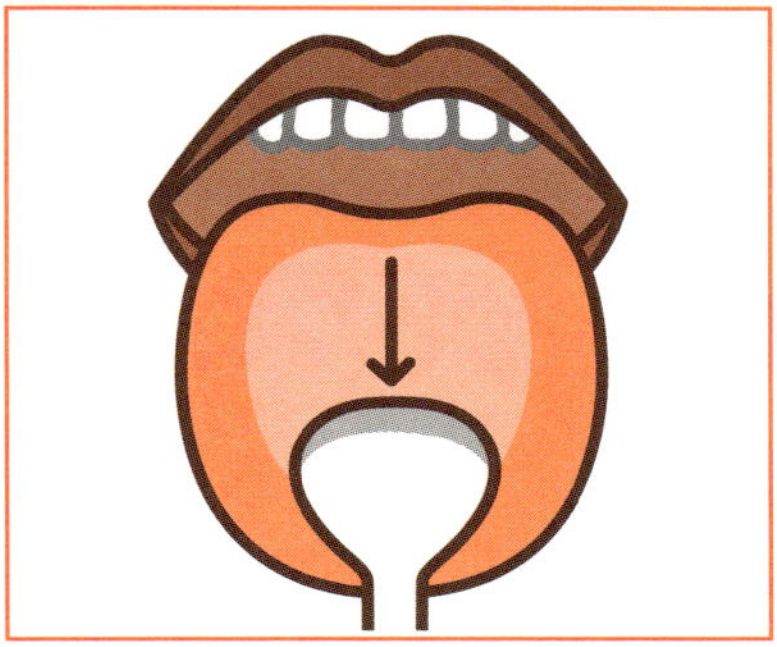

奥に置いた舌ブラシを舌の先に引くようにしてやさしくこする

1分健康コツ

歯みがきついでに舌もみがく

舌ブラシの種類

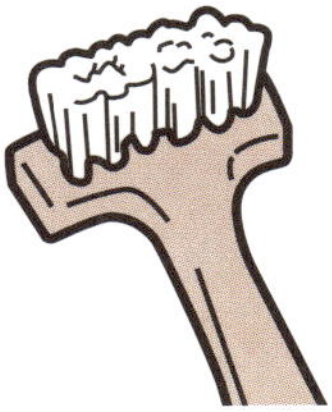

ブラシタイプ

細くやわらかい毛で舌苔をやさしくかき出す。使用後はしっかり洗浄すること

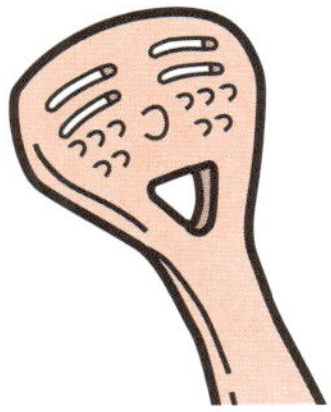

ヘラタイプ

表面の汚れをそぎ落とすのに便利。水で流すだけなので、使ったあとのケアがラク

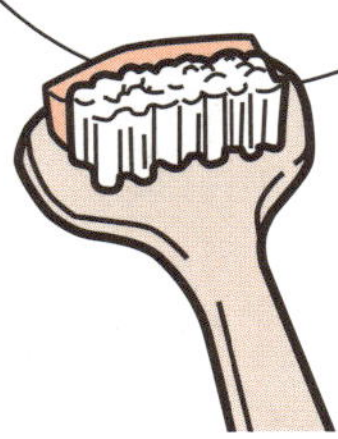

ブラシとヘラの一体タイプ

ブラシでかき出した汚れをヘラが集めて除去するので、効率よく舌苔を除去できる

31 唾液の分泌をぐんぐん促す 唾液腺マッサージ

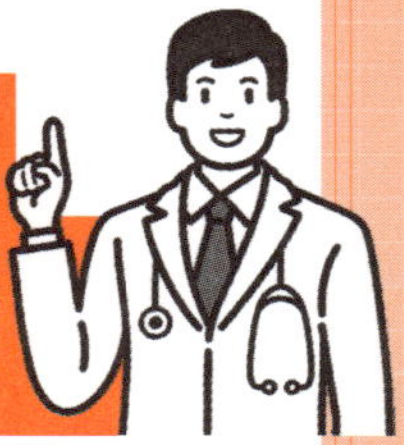

唾液には口の中の汚れや
食べかすなどを洗い流してくれる作用があります。
唾液の分泌が少ないとドライマウス（口腔乾燥症）になり、
むし歯、歯周病、口臭などの健康トラブルが生じる一因となります。
口中に３つある代表的な唾液腺を刺激する「唾液腺マッサージ」をして
十分に唾液の出る状態を維持しましょう。

大唾液腺は3カ所ある

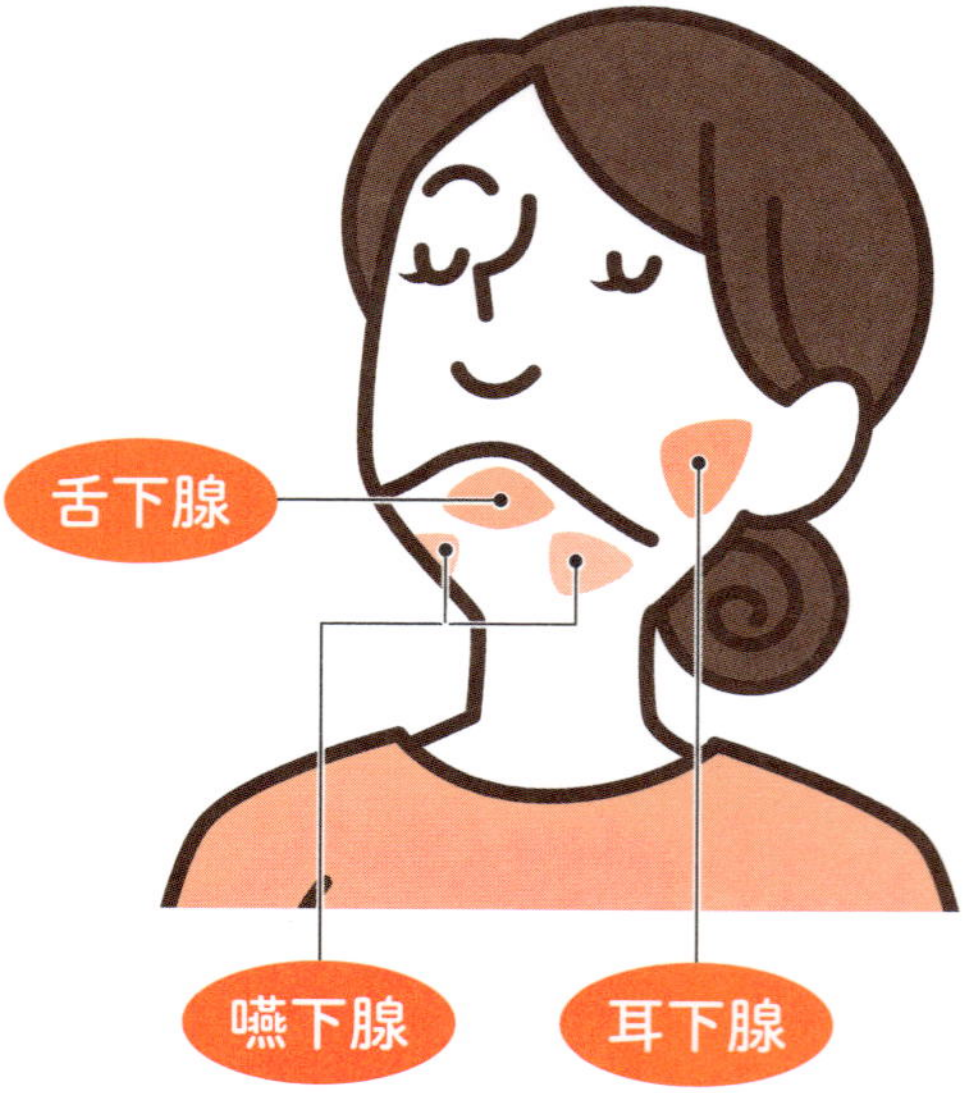

耳下腺マッサージ

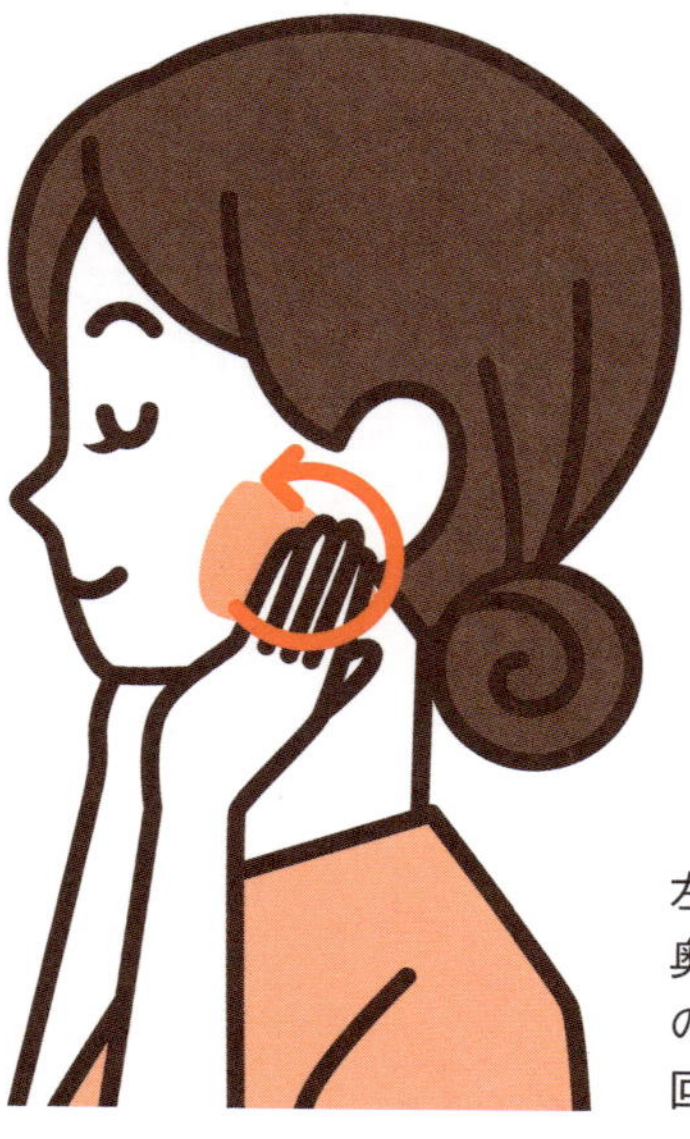

左右の耳たぶのやや前のほう、もみあげの下、上の奥歯あたりを、左右の人さし指から小指までの４本の指をそろえて当てる。前に向かってやさしく10回ほど押しながら円を描くようにマッサージする

POINT

マッサージは唾液が少なくなる就寝前に行なうと効果大。ドライマウスの人や食べものが飲み込みにくくなっている高齢者などは、就寝前に加えて、毎食前に行なうといい

嚥下腺マッサージ

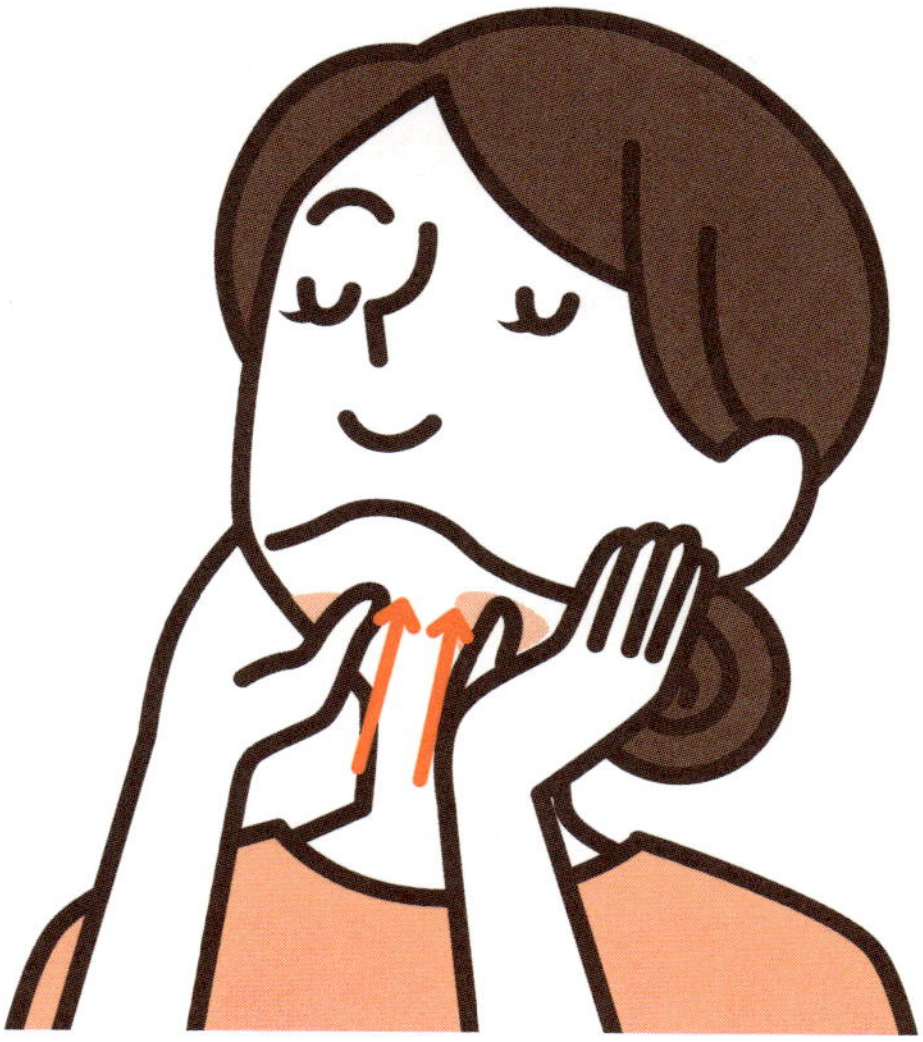

左右の耳の下にあるあごの両端の張り出した部分（えら）から前方に向かって、あごの骨の内側を左右の手の親指で3、4カ所に分けて上方に向けて順番に押し上げていく

舌下腺マッサージ

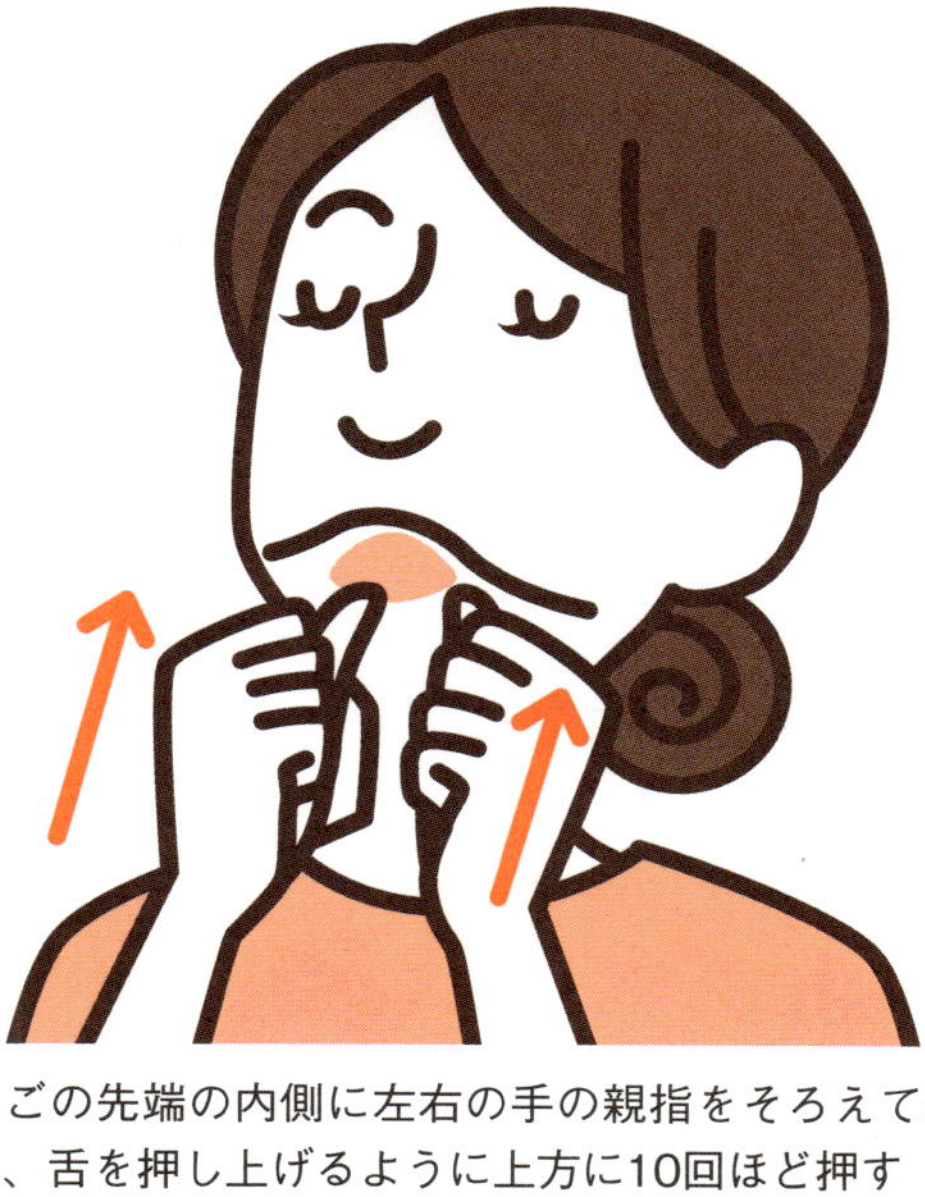

あごの先端の内側に左右の手の親指をそろえて当て、舌を押し上げるように上方に10回ほど押す

1分 健康コツ

唾液腺マッサージをする

32 口呼吸を鼻呼吸に変える あいうべ体操

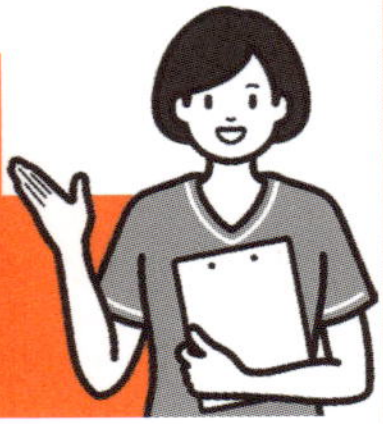

ポカーンと口を開けて口呼吸をしていると、
口の中が乾燥して細菌やウイルスが直接侵入し、
さまざまな病気のもととなりかねません。
そこで、「みらいクリニック」院長の今井一彰先生が考案した
「あいうべ体操」をしてみてください。
一日30回を目安に地道に続けると、舌の筋力をはじめ、
口まわりの筋力がついて、自然と口を閉じることができるようになります。

1 「あー」と口を大きく開く

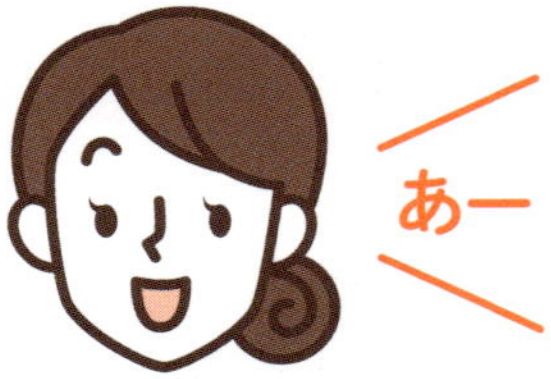

口が円形に近くなるよう、のどの奥が見えるまで大きく開く

2 「いー」と口を大きく横に広げる

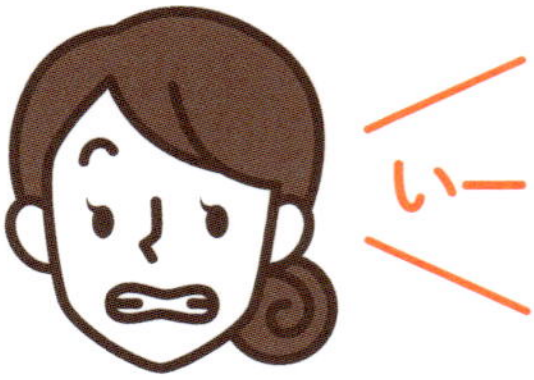

前歯が見え、頬の筋肉が両耳のわきによるくらい、横にグイッと開く。しっかり開くと首に筋肉のすじが浮き出る

3 「うー」と口を強く前に突き出す

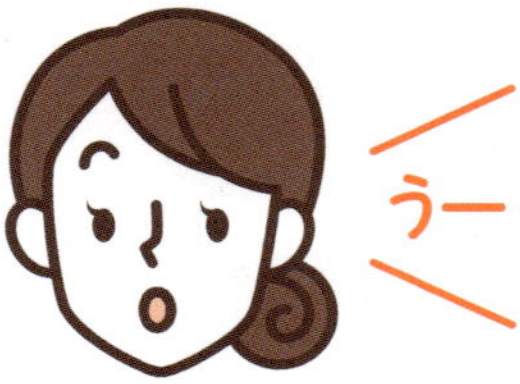

唇をとがらせて思いきり前に突き出すことで、口まわりの筋肉を広く鍛えられる。口をしっかり閉じるための体操

4 「べー」と舌を突き出して下に伸ばす

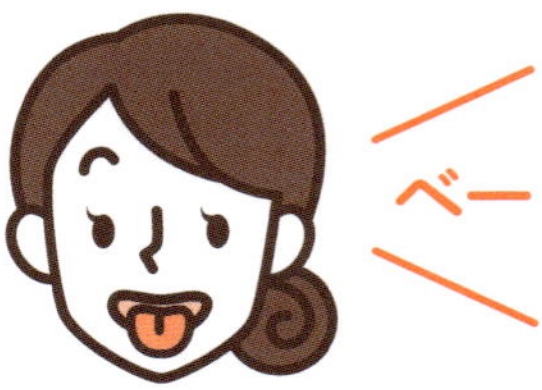

口を大きく開け、あご先まで伸ばすつもりで舌を思いきり出す。強めにやったほうが効果は出る

33 口まわりの筋トレ①
舌回し運動

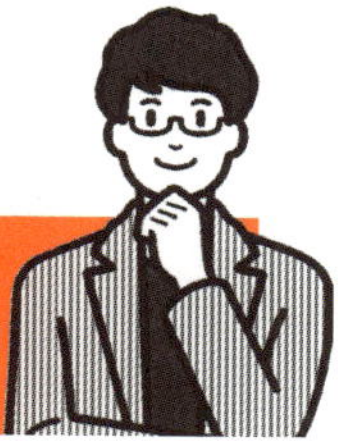

口呼吸を鼻呼吸に変えるには、口を閉じたまま、口の中で舌を回す運動がおすすめ。口まわりの筋肉が鍛えられ、すぐに唾液がたくさん出てくるのを実感できるはずです。むし歯や歯周病のリスクが減らせるうえに口まわりの筋肉、舌の筋肉とともに表情筋も鍛えられます。

1 右回り（時計回り）

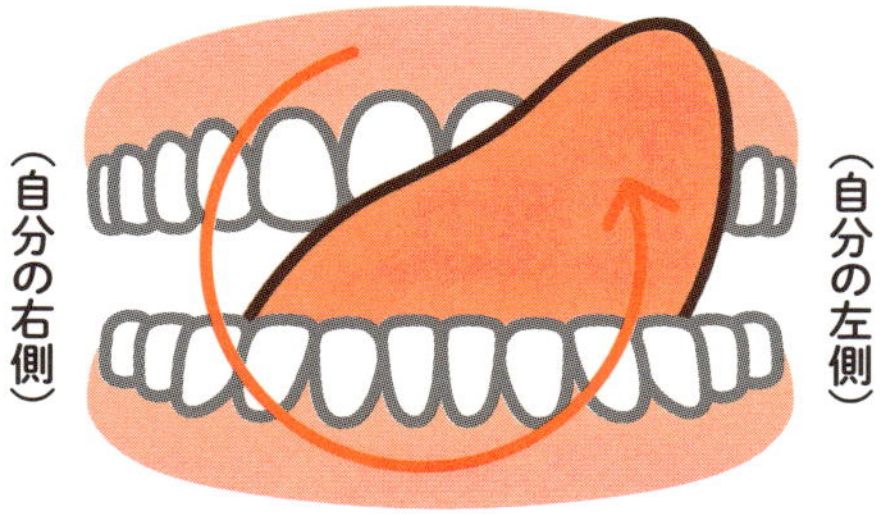

口を閉じたまま、歯の表面をなめるように、舌を（自分から見て）右回りでゆっくり１周させる。図は外側から見たもの。これを５回行なう

2 左回り（反時計回り）

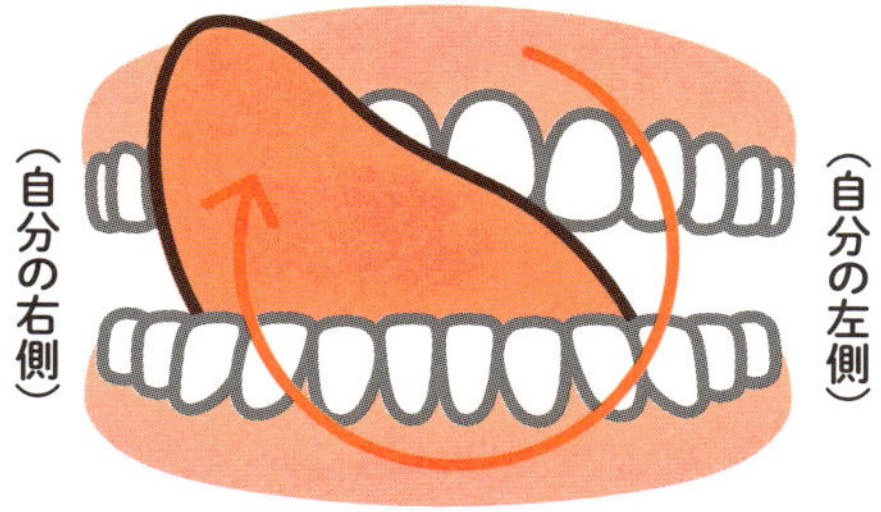

同様に（自分から見て）左回りを５回行なう。図は外側から見たもの。

①、②を１セットとして一日３セット程度行ない、慣れてきたら片側20回を目標に！

POINT

舌や口まわりの筋肉を鍛えることで口の動きが活発になり、唾液腺も刺激されて唾液が出やすくなる

34 口まわりの筋トレ②
口輪筋トレーニング

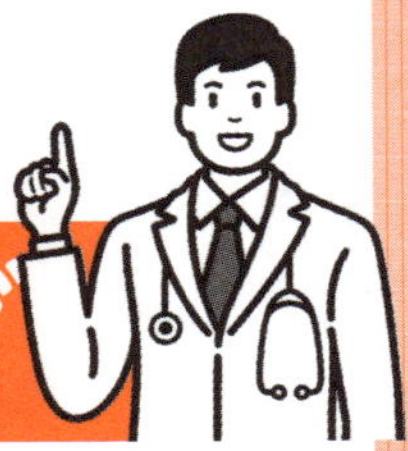

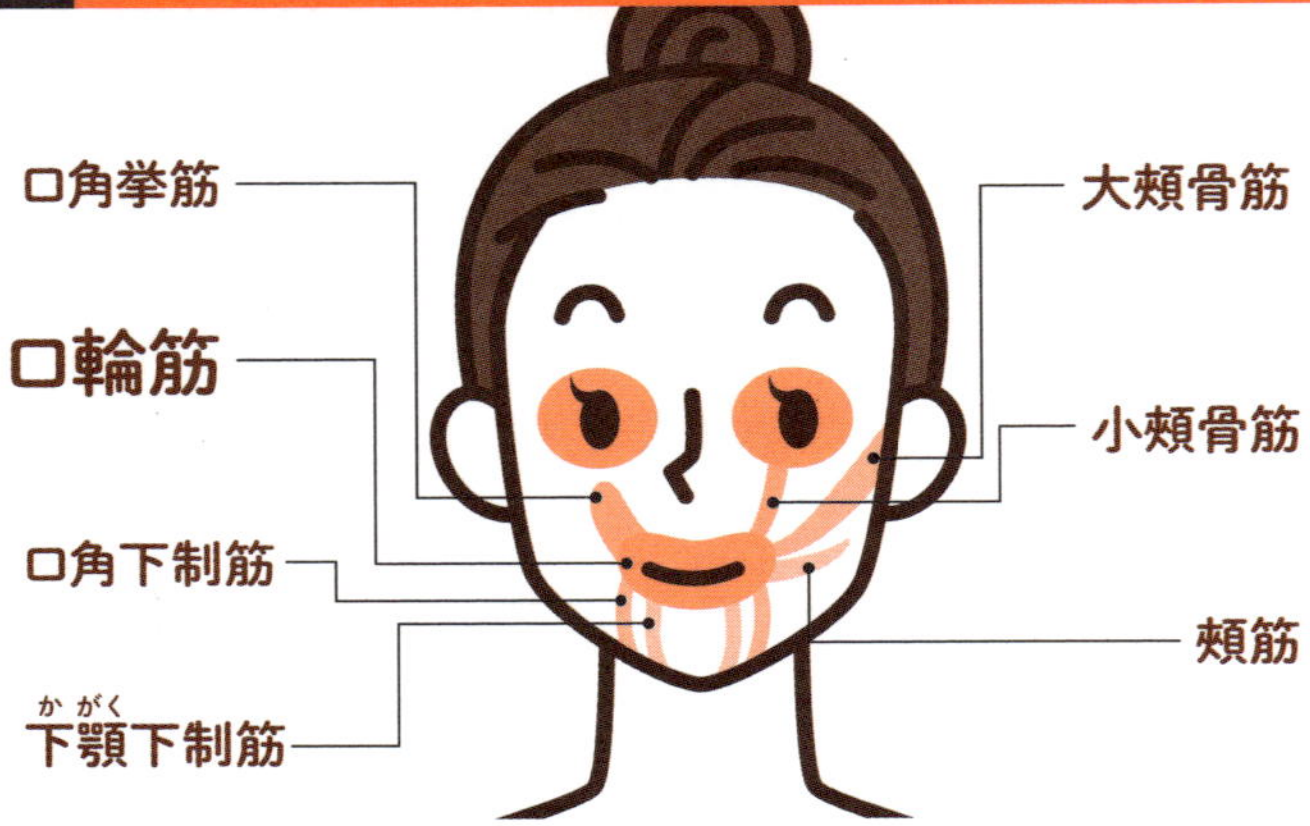

口まわりの筋肉「口輪筋《こうりんきん》」をよく動かすことによって
唾液の分泌を促すことができます。口輪筋が衰えると、
口がポカンと開いてしまい、口呼吸につながります。
口輪筋には大頬骨筋《だいきょうこつきん》や口角挙筋《こうかくきょきん》など、重力に逆らって皮膚を
上に引き上げる筋肉がつながっているので、周辺の表情筋も鍛えられ、
顔のシワやたるみなどの老化に対抗する効果も期待できます。

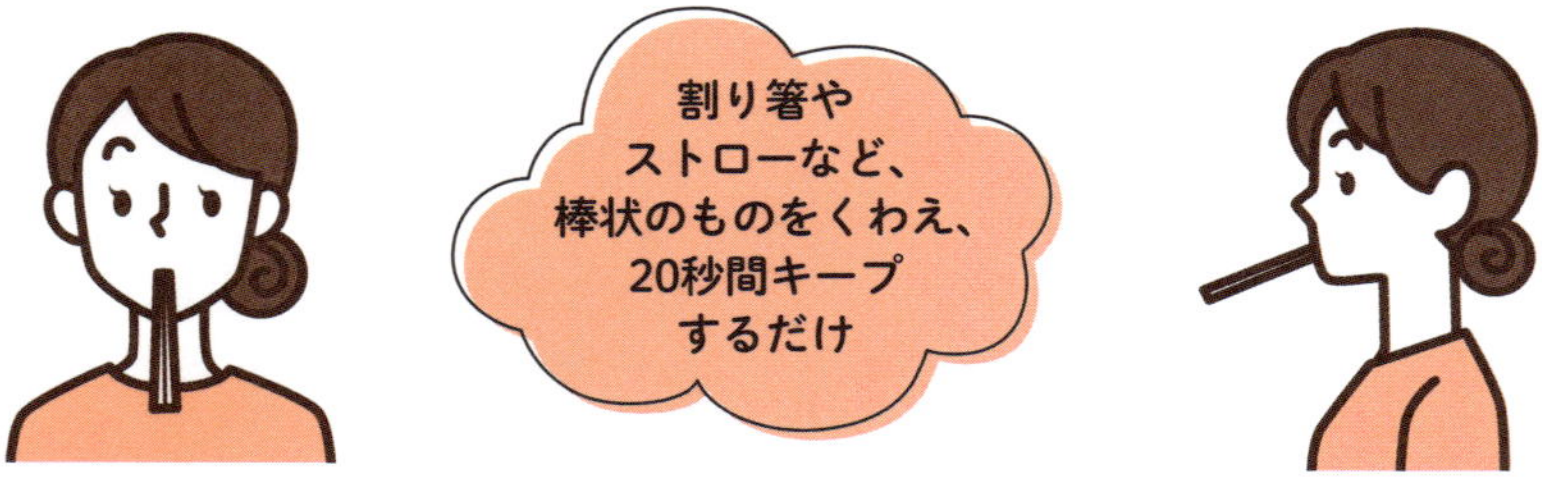

POINT

・タテでもヨコでも、口にくわえやすいほうでやってみる
・人にぶつかられると危ないので、周囲に人がいないことを確認してから行なう

35 口まわりの筋トレ③ 舌筋トレ

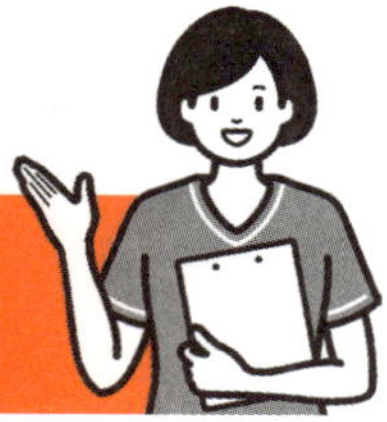

舌の動きを支える筋肉を鍛えます。
オーラルフレイルやドライマウス、口臭の予防にも効果的です。

1

口を開け、舌を前に思いきり出す。
一度引っ込め、もう一度出す。
これを3回繰り返す

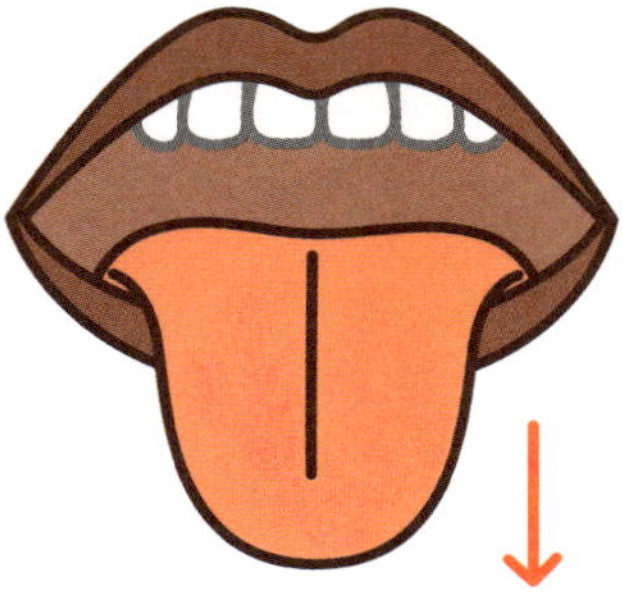

2

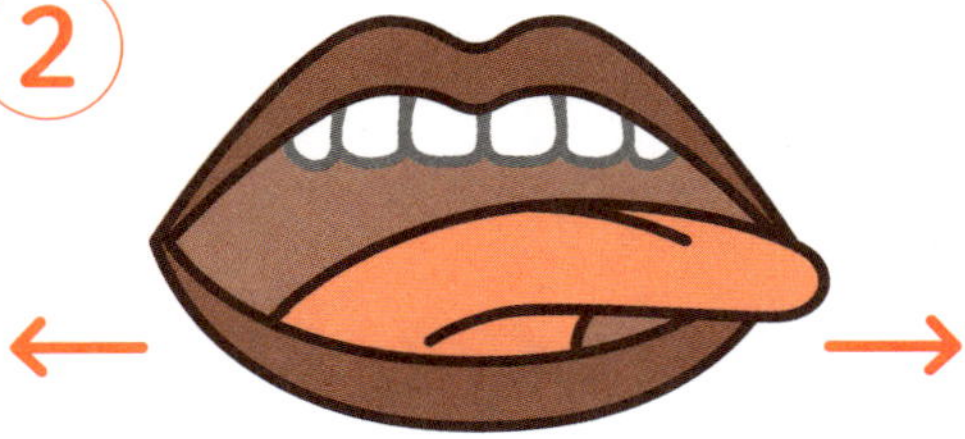

出した舌を左右に動かす。
３回繰り返す

POINT
就寝前などに行なうのがおすすめ

3

唇をなめるように、
口のまわりをぐるりと動かす。
３回繰り返す

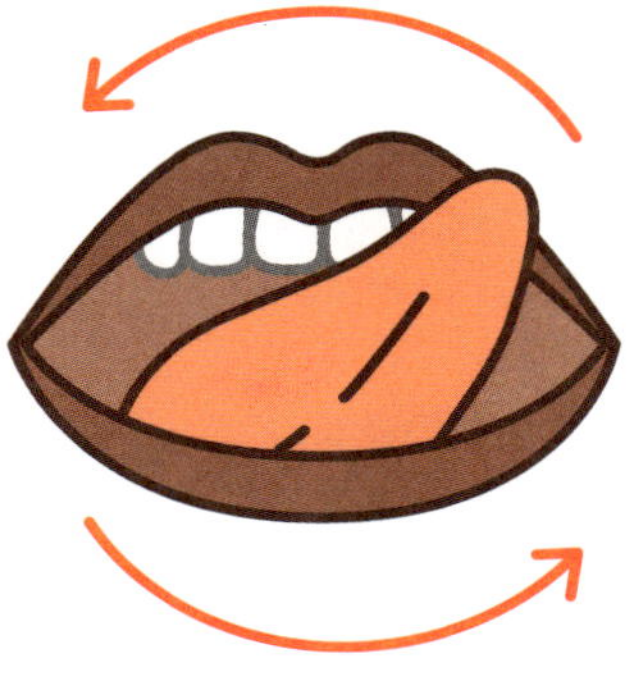

36 飲み込む力を鍛える ベロ出しゴックン

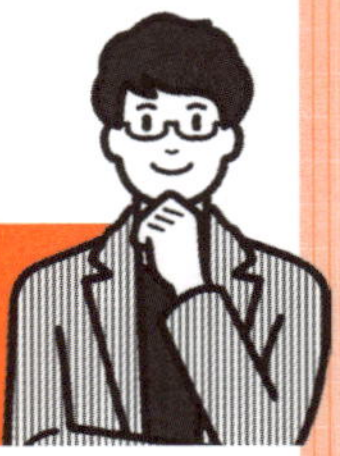

食べものなどを飲み込む際に使われる筋力を鍛えることで、
食事中のむせなどの症状改善につながります。
この簡単な体操で、飲む込む力をよみがえらせましょう。
飲み込み時の咽頭後壁の収縮を促します。
やり方は簡単。舌を少し出したまま、口を閉じてツバを飲み込むだけです。

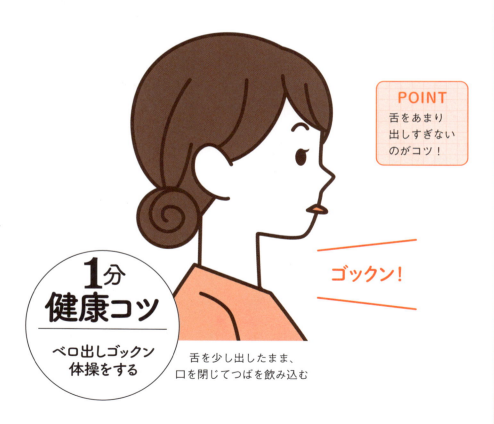

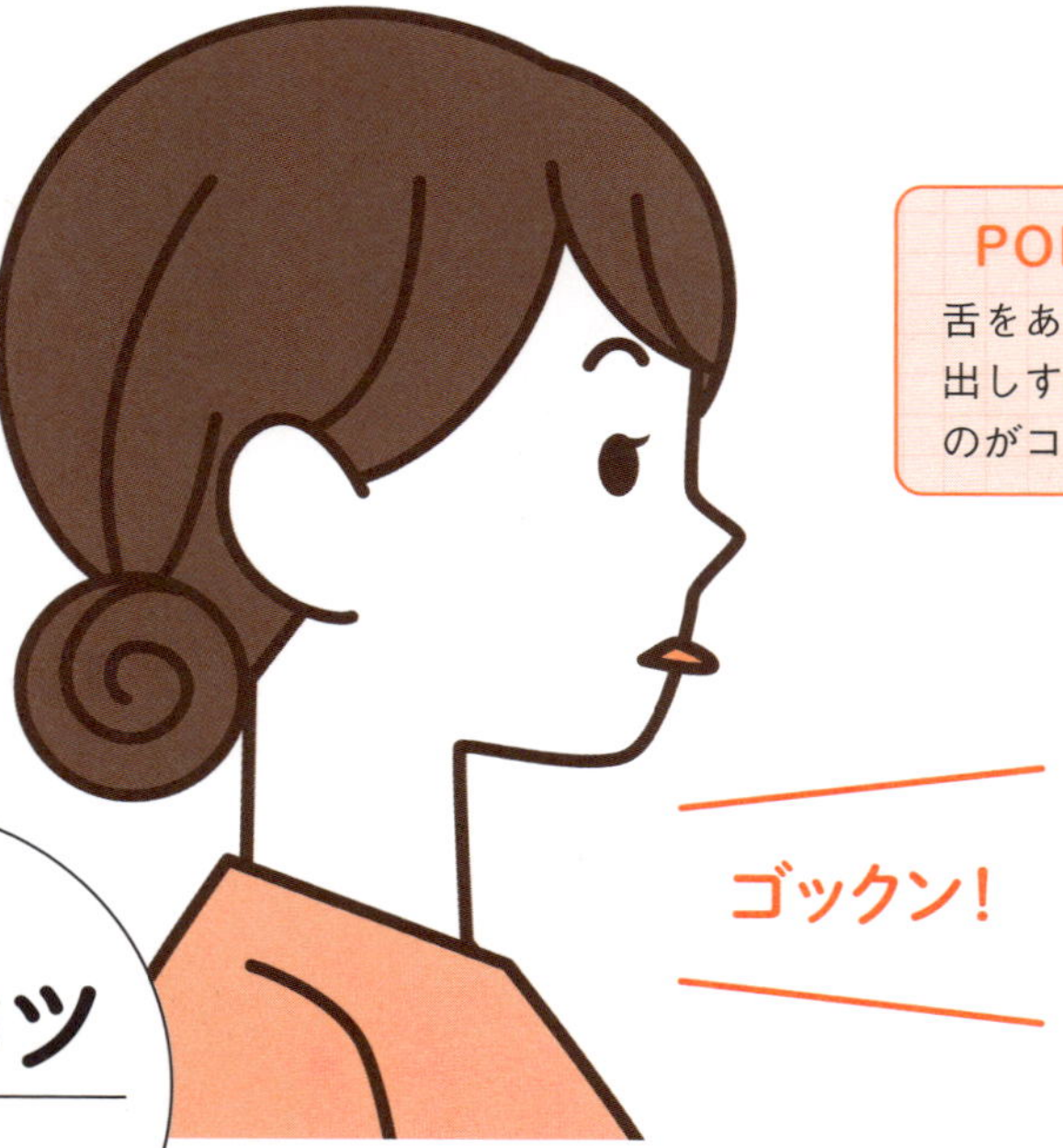

POINT
舌をあまり
出しすぎない
のがコツ！

1分 健康コツ

ベロ出しゴックン
体操をする

舌を少し出したまま、
口を閉じてつばを飲み込む

37 口の動きをよくする 早口言葉

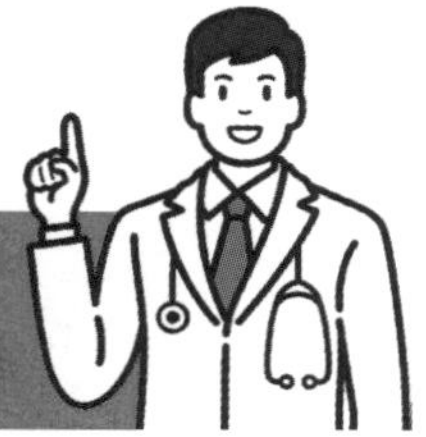

口まわりの筋肉や舌の動きを鍛えることで滑舌がよくなり、
明瞭な発音につながります。また、表情も豊かになります。
以下の早口言葉を言ってみましょう！
つっかえたり、うまく言えなかったりしても大丈夫です。
めげずにやってみてください。

レベル1

なまむぎ　なまごめ　なまたまご
（生麦　生米　生卵）

レベル2

隣の客はよく柿食う客だ

レベル3

あおまきがみ　あかまきがみ　きまきがみ
（青巻紙　赤巻紙　黄巻紙）

レベル4

**隣の竹垣に竹立てかけたのは
竹立てかけたかったので、竹立てかけた**

POINT
口を大きく動かし、なるべく速く３回ずつ繰り返そう

出典：日本歯科医師会「オーラルフレイル対策のための口腔体操」より

1分 健康コツ

早口言葉を言ってみる

第6章

大切なのは、おいしいものや
食べたいものを禁止しないこと。
食べる楽しみはそのままに、
血糖値にも、脂肪肝にも、
口の中の清潔にも
いい効果がある「健康コツ」を
たっぷりご紹介。

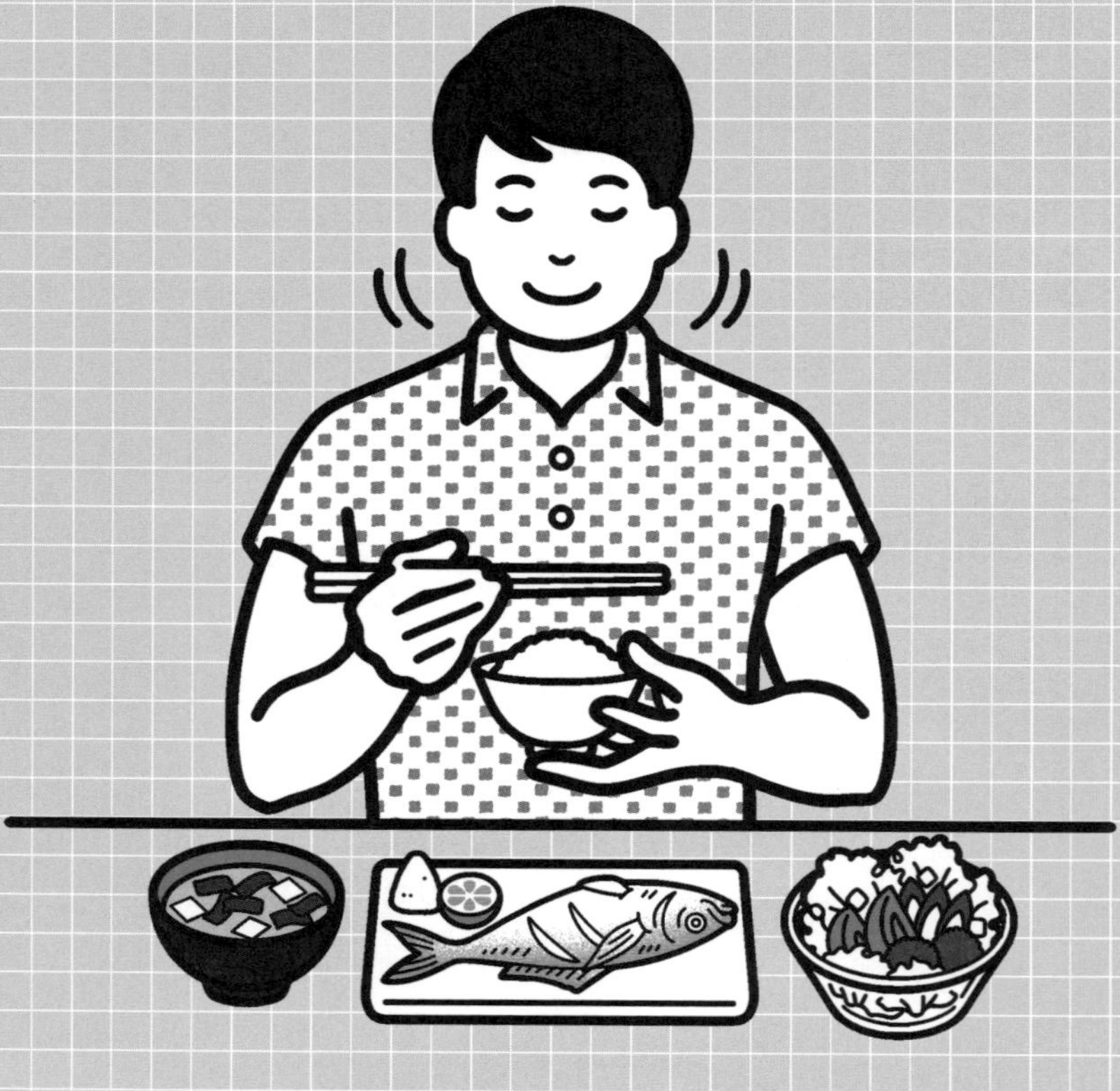

実践!
脂肪肝・高血糖を治す
「食べ方」の1分健康コツ

◆ やらなきゃ大損!
たったひと口で将来の健康に絶大な効果!

◆ インフルエンザなどの
ウイルスにも、脂肪にも!
緑茶のミラクル効果

◆ 確実にスッと血糖値の急上昇を
抑える「食前酢」のすすめ

……ほか

38

やらなきゃ大損！たったひと口で将来の健康に絶大な効果！

ドロドロな血液の流れ

画像中央の六角形と六角形の隙間が、毛細血管の細さを人工的に表現したもの。粘性の高い赤血球（ドロドロ血液）は、毛細血管の中で詰まってすんなり流れない。

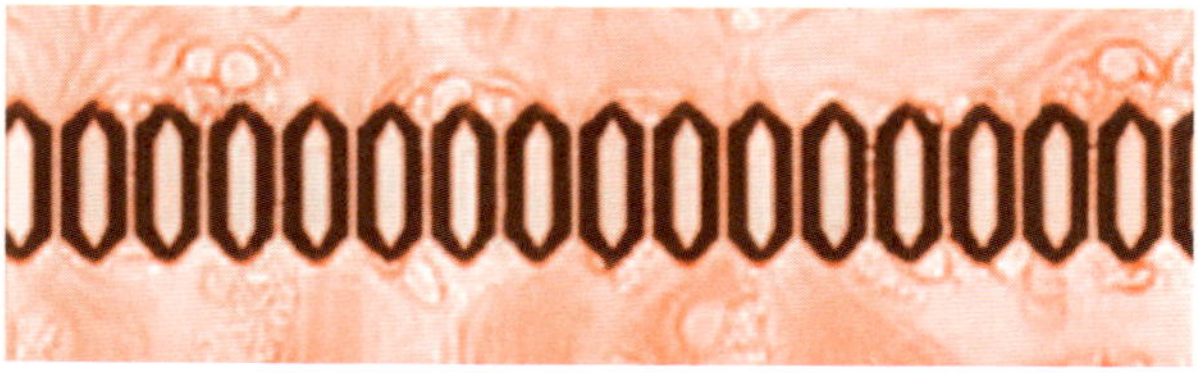

サラサラな血液の流れ

粘性の低い赤血球（サラサラ血液）は、毛細血管の中をサラサラ流れる。

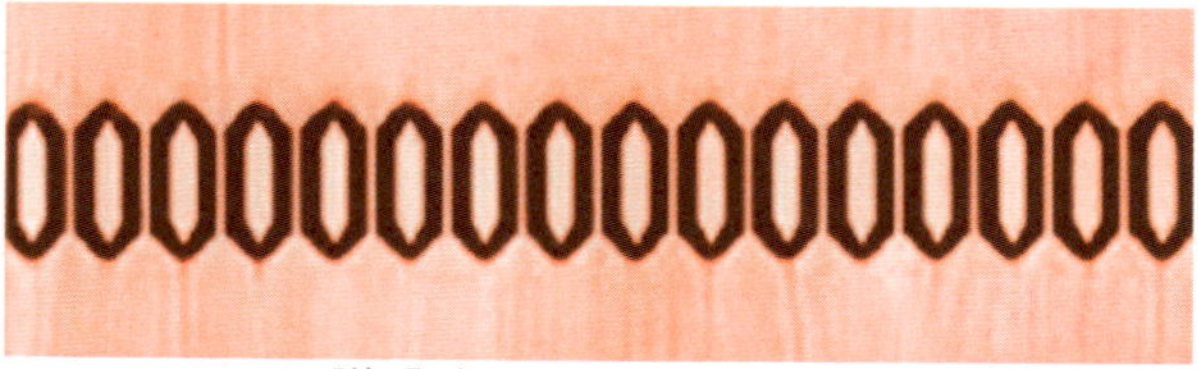

画像:MC《エムシー》-FAN《ファン》（疑似毛細血管モデル）にて撮影

脂肪肝の人の血液は、例外なくドロドロです。

血小板が強い凝集を起こす、白血球がくっつく、赤血球の膜が硬くなるといった、血液をドロドロにする要素がすべてそろっているからです。

この**ドロドロ血液**は糖尿病を招き、放置すれば動脈硬化や心筋梗塞などに進展する可能性があります。

血液がこのようなドロドロになる原因のほとんどは、**糖質のとりすぎ**です。

そこで私が提唱している「1分健康コツ」が、**「糖質ちょいオフ」**。糖質は、主

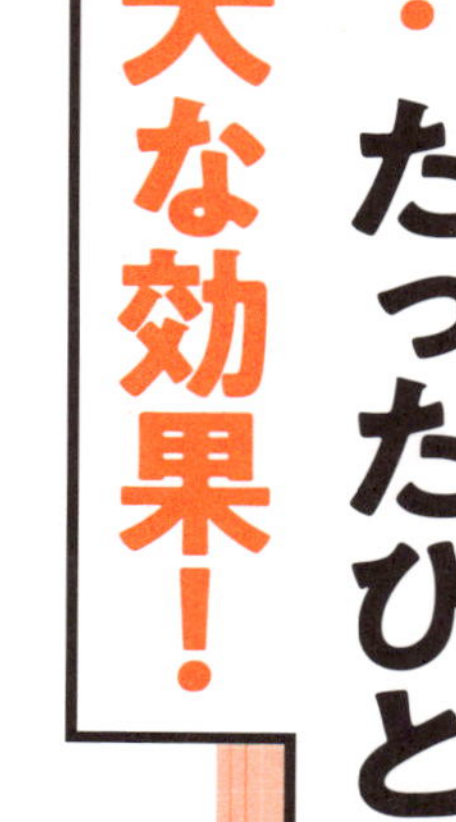

ごはんの量と糖質

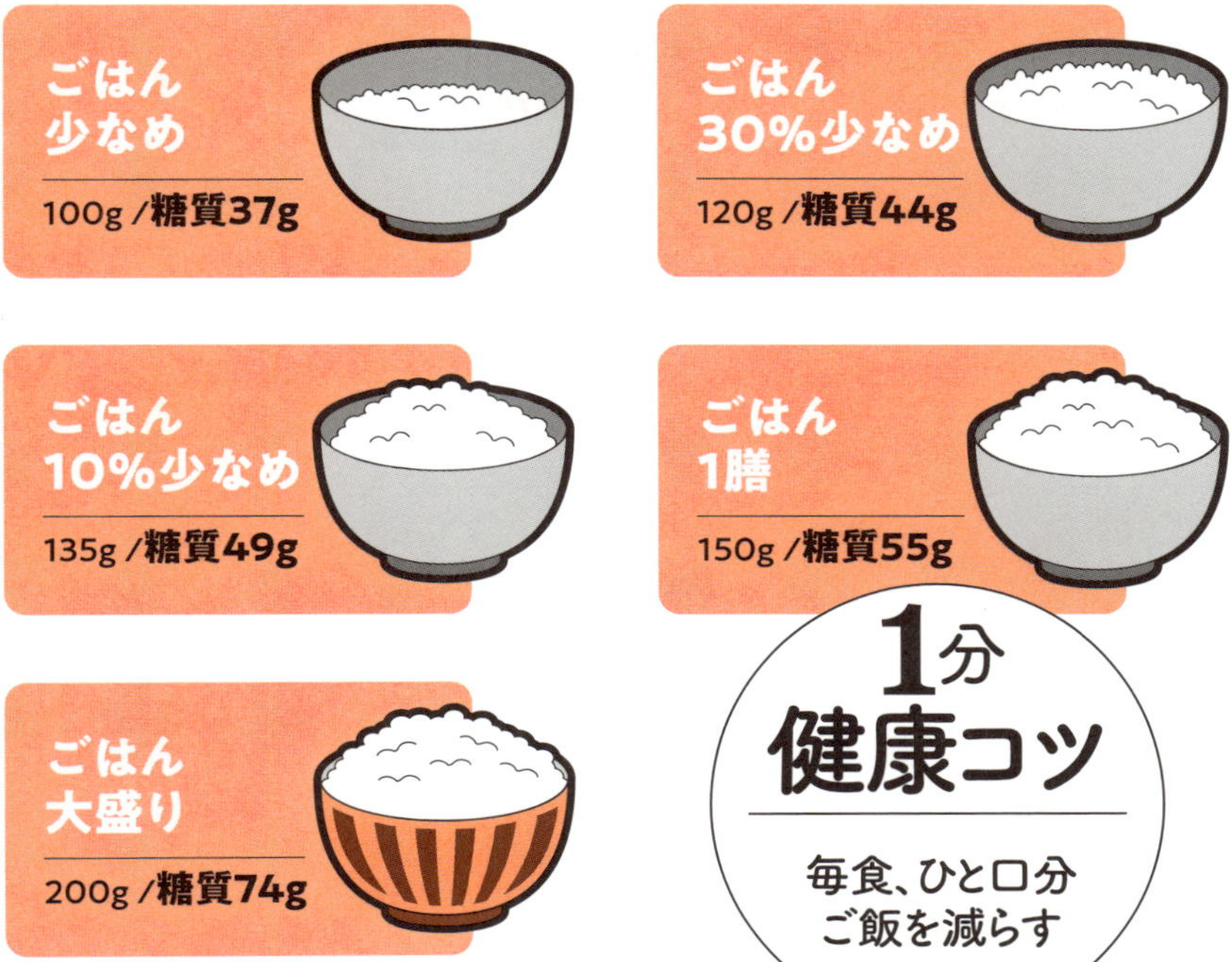
ごはん
少なめ
100g /糖質37g
ごはん
30%少なめ
120g /糖質44g
ごはん
10%少なめ
135g /糖質49g
ごはん
1膳
150g /糖質55g
ごはん
大盛り
200g /糖質74g

1分
健康コツ

毎食、ひと口分
ご飯を減らす

食となるごはんやパン、めん類などの炭水化物に多く含まれています。

「糖質ちょいオフ」では、一日あたりの糖質摂取量の基準値を男性２５０ｇ、女性２００ｇに設定しています。

ごはん１膳（１５０ｇ）に含まれる糖質は約55gです。食パン２枚、ラーメンやうどん１杯も、ほぼ同じくらいだと考えていいでしょう。

そのほかにも、砂糖、いもなどの穀物類、嗜好《しこう》飲料、スナック菓子、フルーツなどから糖質を摂取するので、主食からとる糖質を１２０〜１５０ｇにすることとを目指してください。

主食のごはん1膳の量を10%減らすだけでも、私が設定した一日あたりの糖質摂取量の基準値（男性２５０ｇ、女性２００ｇ）をラクラク、クリアできます。

39 最優先は量。次に質。タンパク質の上手なとり方

タンパク質を多く含む食品

魚

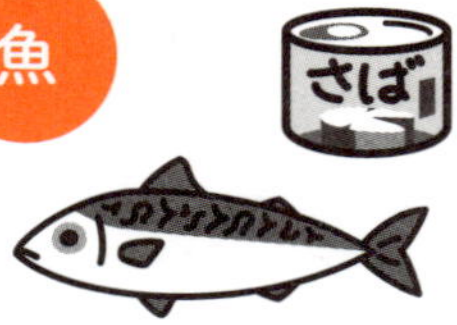

良質のタンパク質のほか、血液をサラサラにする脂を含んでいる。刺身、焼き魚、サバ缶など、なんでもOK。

肉

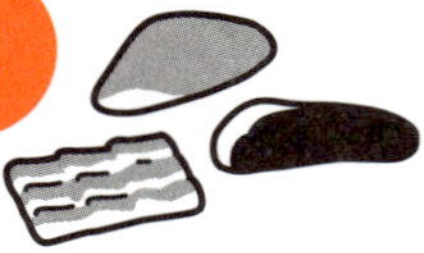

筋肉や骨など体の基礎を作るタンパク質が豊富。高齢者はフレイルにならないためにも、一日150g食べるとよい。肉の種類は鶏肉か豚肉に。

大豆製品

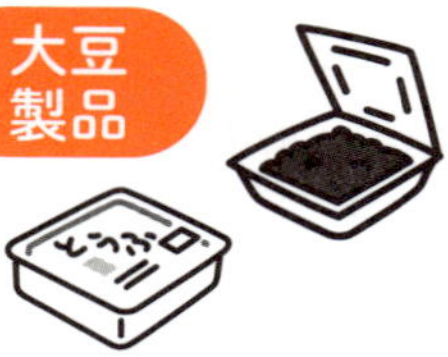

良質な植物性タンパク質が豊富。豆腐1丁（約300g）には約20gも含まれている。ビタミンやミネラルの含有量も多い。

卵

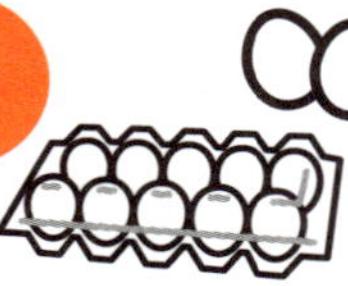

良質なタンパク質がたくさん入っている。一日2、3個がおすすめ。コレステロールを気にする必要はないことが近年の研究で判明している。

糖質を減らすには、主食のごはんやめん類、スイーツを少し減らすのが手っ取り早い方法です。でも、それだと、ちゃんと食べたという満足感が得られない、という人がいるかもしれません。

そんなときは、脂肪分が少なめの鶏肉や豚肉、魚、大豆製品、卵、乳製品など**「良質なタンパク質」をしっかりとり**ましょう。糖質を減らしてもタンパク質を十分な量とっていれば、ちゃんと食べたという満足感を得られます。特に**肉を食べる**ことをおすすめします。

かつて日本では、肉の脂は血管を詰ま

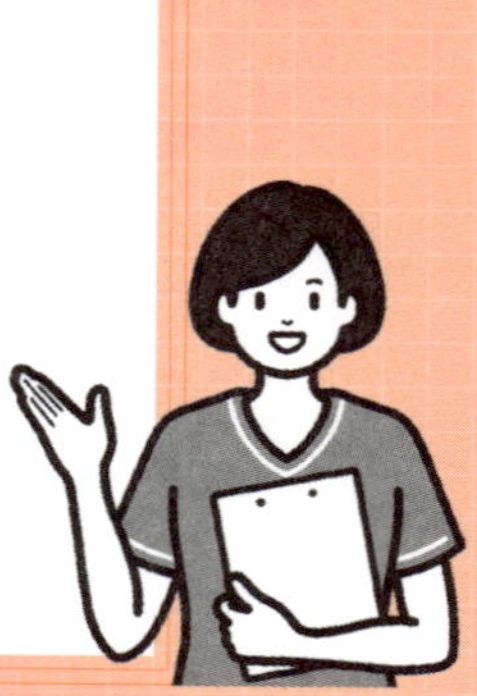

体重60kgの人に必要なタンパク質量

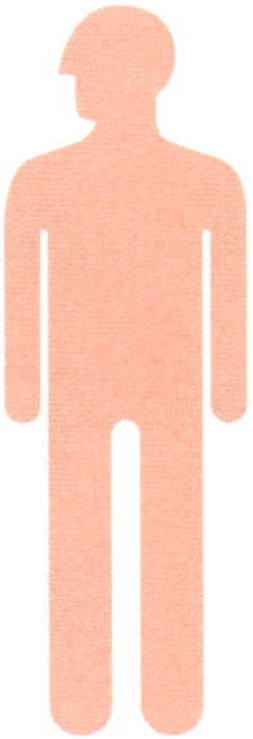

体重60kgの人に
必要なタンパク質の量
＝60g

肉100gに含まれるタンパク質	＝	20g
魚1尾（80g）に含まれるタンパク質	＝	18g
卵1個（Mサイズ）に含まれるタンパク質	＝	6g
豆腐1丁に含まれるタンパク質	＝	20g
牛乳（200mℓ）に含まれるタンパク質	＝	6.8g

60gのタンパク質をとれる組み合わせ例

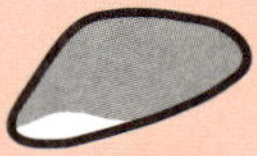

肉だけなら
300g

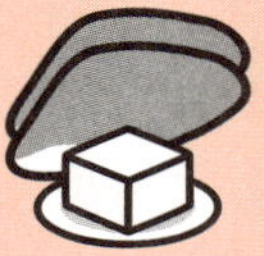

肉200g
＋
豆腐1丁

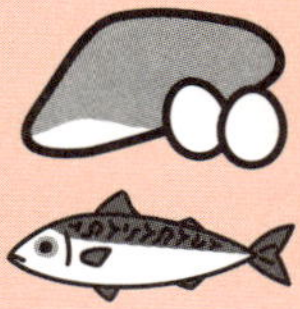

肉150g
＋
卵2個
＋
魚1尾

らせる、年をとったら粗食に限る、などといわれてきました。たしかに肉の脂はあまりよくありませんが、それよりも筋肉量が減るほうが悪影響は大きいのです。

75歳以上で要介護になる原因には、認知症や骨折、転倒など以外に、筋肉が落ちて十分に動けなくなるサルコペニアの状態からフレイルに進行してしまうケースが2割もあります。したがって、高齢者こそ鶏肉や豚肉をしっかり食べて、筋肉を維持することが大切なのです。

筋肉維持のために必要なタンパク質は体重60kgの人で一日60g。肉だけで摂取するなら３００g食べないといけません。一日３００gも肉を食べられないという人は、卵、魚、豆腐などで補えます。豆乳なら、調理の手間もなく飲むだけで手軽に筋肉に元気が投入できますよ。

40 賢い人は、タンパク質、脂質、炭水化物のバランスをこうとる！

三大栄養素摂取バランス

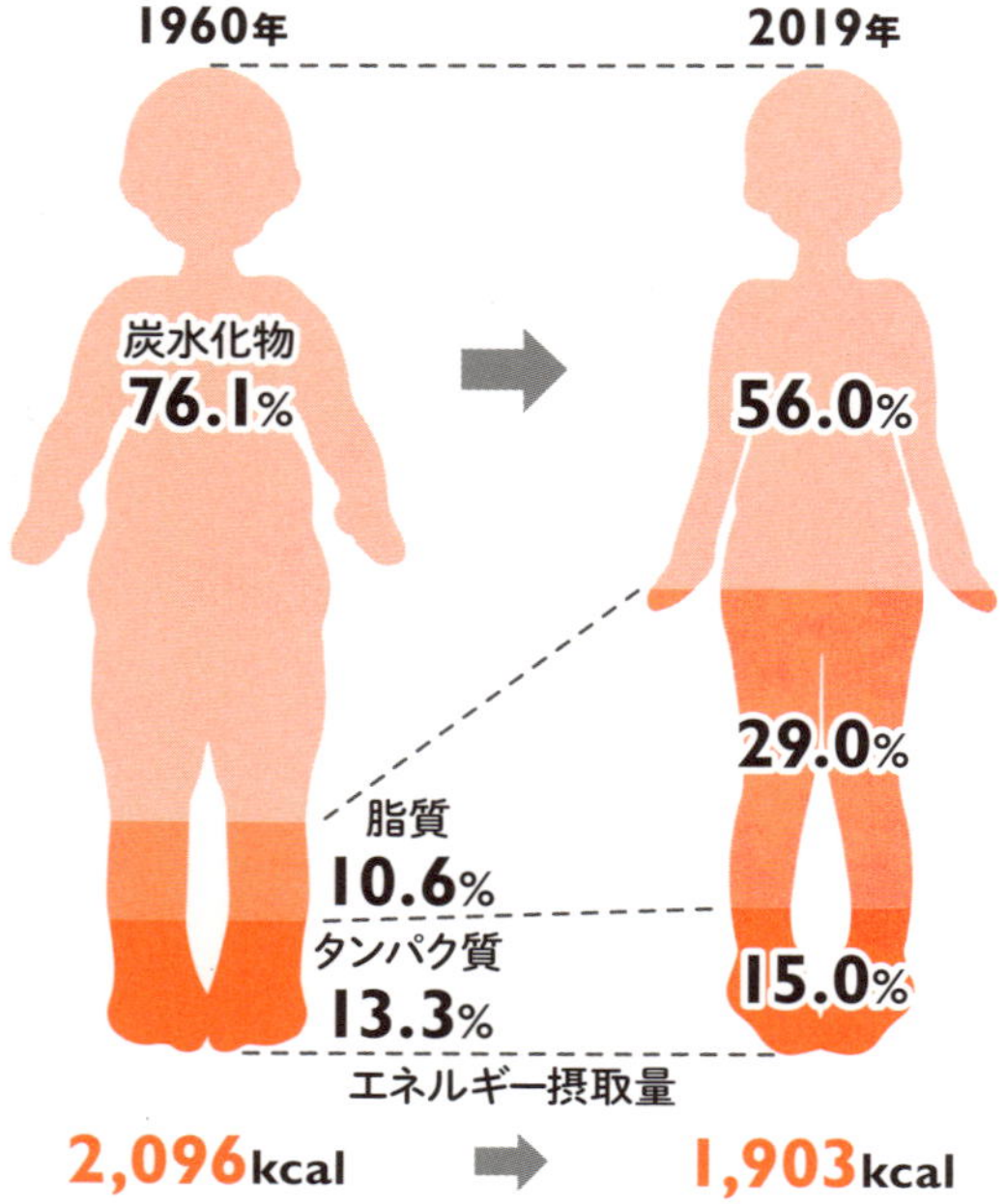

出典：厚生労働省「令和３年（2021）国民健康・栄養調査」より改変

炭水化物、タンパク質、脂質は、人間が生きるためのエネルギーを生み出す三大栄養素です。

私のおすすめする三大栄養素の摂取バランスは、炭水化物5割、脂質3割、タンパク質2割。このバランスが大きく崩れると、健康に支障が出てきます。生活習慣病を遠ざけるためにも、偏らずにバランスよく食べることです。

炭水化物は大きく分けると、消化・吸収される糖質と、人の体内ではほとんど消化・吸収されない食物繊維になります。つまり、炭水化物の代表とされる穀類は

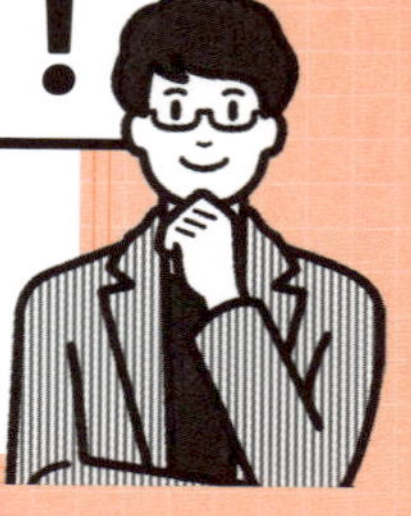

合言葉は「さあにぎやかにいただく」

多くの種類の食品をとろう！

さ	かな	動物性タンパク質やカルシウム、ビタミンDが豊富	点
あ	ぶら	適度な油脂分は細胞などを作るのに必要	点
に	く	良質なタンパク源の代表	点
ぎ	ゅうにゅう	タンパク質とカルシウムが豊富	点
や	さい	ビタミンや食物繊維を十分にとれる	点
か	いそう	低エネルギーでもミネラルと食物繊維が豊富	点
い	も	糖質でエネルギー補給。ビタミン、ミネラルも豊富	点
た	まご	いろいろな調理法で簡単にタンパク質がとれる	点
だ	いず	タンパク質のもとになる必須アミノ酸やカルシウムも豊富	点
く	だもの	ミネラル、ビタミンが多く、食物繊維もとれる	点
ほとんど毎日とる場合:1点、それ以下の頻度:0点として計算してみよう。あなたの得点は?			点

毎日の食事で7点以上を目指しましょう。

出典：東京都健康寿命医療センター研究所「健康長寿ガイドライン」より改変
※「さあにぎやか〈に〉いただく」は、「ロコモチャレンジ！推進委員会」が考案した合言葉です

血糖値を上げる「糖」の最大の摂取源でもあるので、糖尿病などの生活習慣病予防のためには、穀類食品の選び方を工夫して**食物繊維を十分にとり**ましょう。例えば、**玄米ごはん**は白飯の約4倍、**全粒粉入り食パン**は食パンの約2倍の食物繊維がとれます。

良質なタンパク質を多く含んでいるのは、**肉類、魚介類、大豆・大豆製品、卵類、乳製品**など。脂質も多く含まれます。

脂質を構成する脂肪酸のうち、植物性の脂肪や魚油《ぎょゆ》などに豊富な不飽和脂肪酸は体にいい脂質です。一方、飽和脂肪酸やトランス脂肪酸のとりすぎは、動脈硬化を引き起こし、心筋梗塞のリスクとなるため、避けましょう。

こうした、三大栄養素のバランスを意識して食事するだけでOKです。

41 飲むならコップ半分まで。甘い果実・野菜ジュースは肝臓の負担

健康のために、果物ジュースや野菜ジュースを積極的に飲んでいるなら、ちょっと待って！　自家製のフレッシュジュースを少量飲む分には問題ありませんが、市販の甘いジュースをがぶ飲みするのは、肝臓のためにも控えましょう。

それらに含まれる果糖は、**脂肪肝やＮＡＳＨの発端**となりかねないからです。

「野菜ジュース」と銘《めい》打《う》っている商品にも、飲みやすくするためにフルーツや果糖が加えられていることがあります。果物や野菜は、ジュースではなくサラダなどでそのまま食べたほうが、ビタミンやミネラル、食物繊維などがロスなくとれます。

ジュース以上に危ないのが、甘い清涼飲料水などに含まれる異性化糖。トウモロコシやじゃがいもなどから合成される安価な甘味料で、高果糖液糖（果糖含有率90％以上）、果糖ブドウ糖液糖（果糖含有率50％以上90％未満）、ブドウ糖果糖液糖（果糖含有率50％未満）などがあります。

冷やしても甘味が損なわれないので、多くの清涼飲料水やスイーツなどの加工食品に使われるようになりましたが、いずれも**果糖を大量に含み、脂肪肝やＮＡＳＨの誘因**となるものです。

最近では、果糖やブドウ糖が代謝される際に生まれるグリセルアルデヒドが、ＮＡＳＨの炎症を進めるという報告もあるので、甘い飲みものはできるだけ避けたほうがいいでしょう。

糖質ちょいオフ中に避けたいドリンク

フルーツジュース

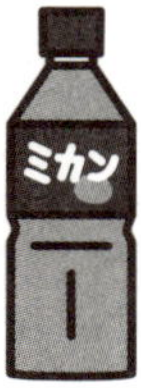

オレンジジュース、
グレープフルーツジュース、
ももジュース、
りんごジュース、
ぶどうジュース、
アセロラドリンク、
レモン水など

炭酸飲料

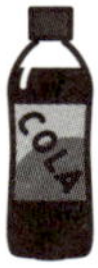

コーラ、サイダー
メロンソーダなど。
カロリーオフやカロリー
ゼロと表示されていて
も避けるほうが無難

1分健康コツ

ドリンク類はなるべく
無糖を選ぶ！

乳飲料・乳酸菌飲料

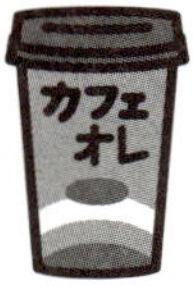

カフェオレ
いちごオレなど

スポーツドリンク

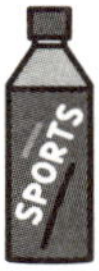

カロリーオフや
カロリーゼロと
表示されていても
避けるほうが無難

エナジードリンク類

野菜ジュース

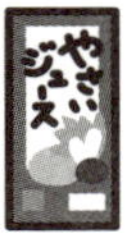

トマトジュース、
野菜ジュース全般

お茶系ジュース

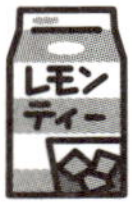

ミルクティー
ほうじ茶ラテ
レモンティーなど

スイーツ系ジュース

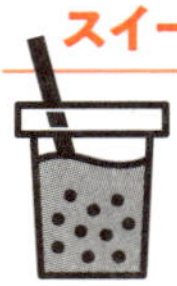

タピオカドリンク、
黒蜜きな粉ドリンク
など

フルーツジュース（果実色飲料）の糖質量は100gあたり約12.8g。
コーラは約11.4g、サイダーは約10.2gとなっている
出典：文部科学省「日本食品標準成分表（八訂）増補2023年」より

42 こんなに手軽な方法はない！プラス10回噛めば本当に脂肪が落ちる

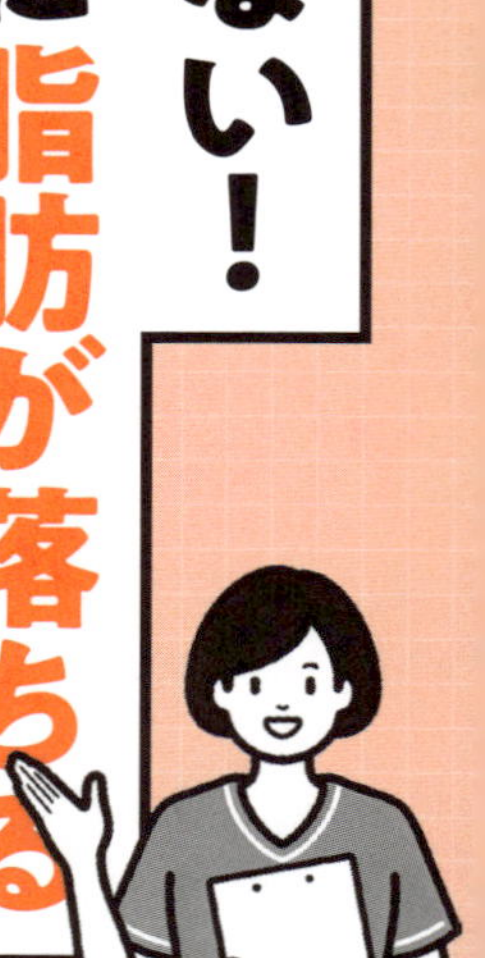

体型別の食べる速さ比較（20歳以上）

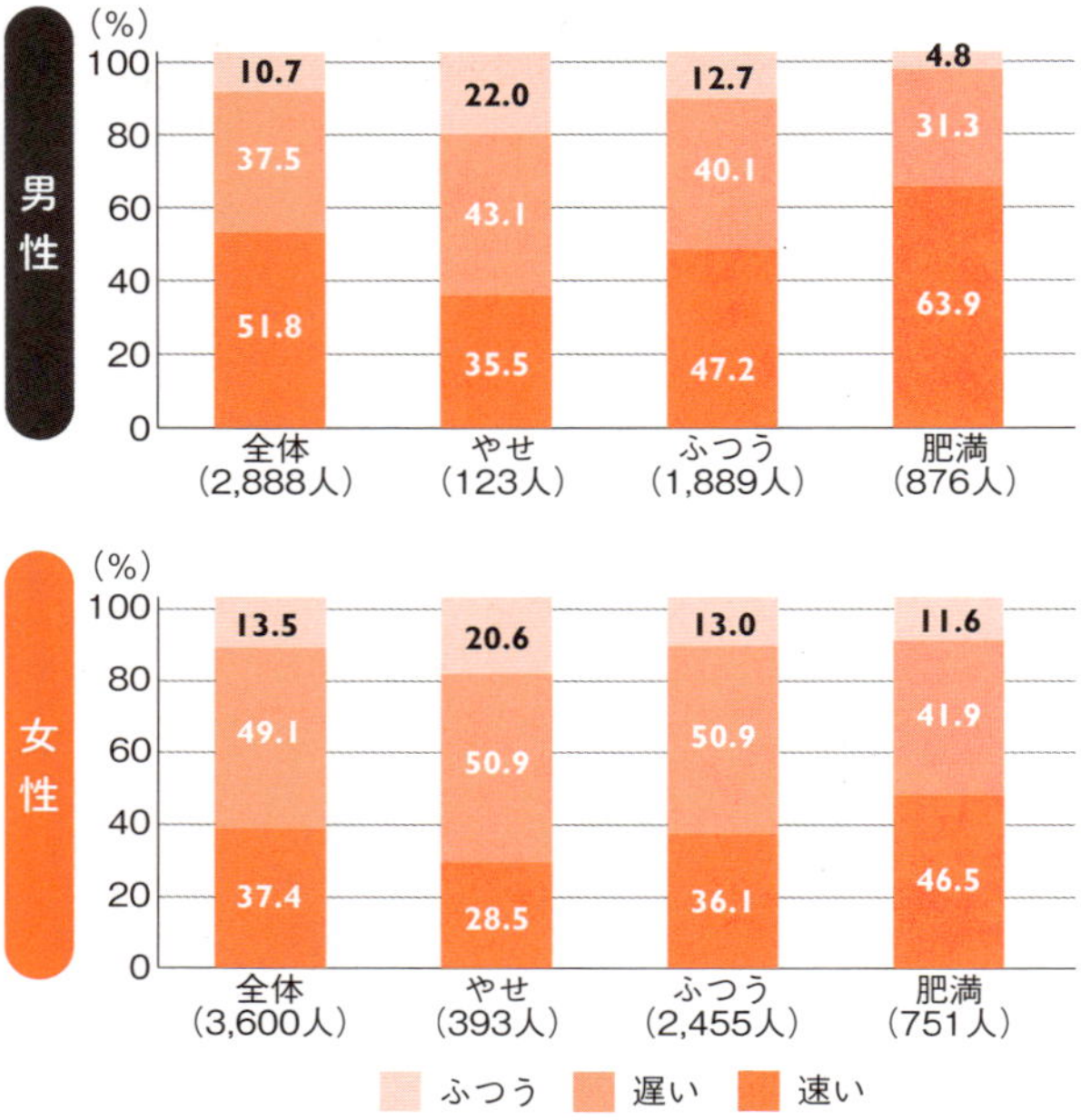

出典：厚生労働省「平成21年（2009）国民健康・栄養調査」より抜粋

２００９年の厚生労働省「国民健康・栄養調査」によると、男女ともに**肥満度が高い人ほど食べるスピードが速い**人の割合が多く、遅い人の割合が少ないことがわかっています。

早食いをすると肥満になりやすいのは、なぜでしょう？

食事をすると、血液中のブドウ糖の濃度が上昇し、満腹中枢がそれに反応して満腹感を知らせます。ところが、ブドウ糖の濃度が上がるまでには、ある程度の時間が必要なので、早食いの場合、満腹感が得られる前にたくさん食べてしまい

お行儀のことは
この際、脇に置いてOK!

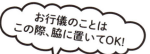

ゆっくり食べるコツ

ひと口食べたら箸を置く
ひと口ごとに
じっくり味わう

ひと口30回噛む
いつもより
10回多く噛む
ことから始める

1回の食事に20分以上かけて食べる
満腹中枢を
働かせる

ゆっくり、よく噛んで食べると4つもラッキーが！

- 糖質の吸収がゆるやかになる！
- 血流がよくなり代謝が上がる！
- 満腹感が得られて食べすぎを防ぐ！
- 唾液がよく出て歯周病や糖尿病のリスク減！

ます。それが肥満につながるのです。

そこで、簡単にゆっくり食べられるようになる方法をお教えしましょう。

日本肥満学会の『肥満症治療ガイドライン』に肥満の行動療法のひとつとして挙げられているのが咀嚼《そしゃく》法。**ひと口30回噛む**ことです。最初は今までより10回多く噛むだけでもかまいません。よく噛むと満腹中枢を刺激して食欲を抑えることもできます。

また、調理をする際に、食材を大きく厚めに切り、噛みごたえのある状態にしたり、きのこや、こんにゃくなどの食物繊維を多く含む食材を使ったりして、**飲み込むまでに時間がかかる工夫をする**という方法もよく効きます。あとは動画やテレビを観ながら、あるいは、誰かとおしゃべりしながら食べてもいいでしょう。

43 食べるだけで口中がきれいになるすごい食品、その名も「清掃性食品」

食べることで、口の中をきれいにしてくれる食べものがあることを知っていますか？

例えば、**梅干しやレモン、酢の物など酸っぱい食べもの**は、口に含むことで唾液の分泌を促し、口の中に残った食べかすを洗い流す効果があります。このように、口の中をきれいにしてくれる食べものを**「間接清掃性食品」**といいます。

また、**ごぼうやセロリ、レタス**など、食物繊維を多く含んでいる野菜は、噛むことで歯についた汚れを取り除き、歯の表面をきれいにしてくれる食品です。ある程度硬さがあって溶けにくいので、飲み込むまで何回も噛むことができます。これらは**「直接清掃性食品」**と呼ばれ、糖質や油分が少ないのも特徴です。

その反対に、むし歯を助長する**「停滞性食品」**と呼ばれるものもあります。砂糖を多く含む**キャラメルやビスケット、チョコレート、ポテトチップス**などのお菓子です。どれも糖分や油分を多く含んでいて歯にくっつきやすいものばかり。さらに、何度も噛まなくても食べられるやわらかい食品なので、唾液があまり分泌されず、歯に汚れが停滞してむし歯の原因になってしまいます。

したがって、できるだけ食べないほうがいいのですが、なかには重要な栄養素が含まれているものもあります。こうしたものを食べたら無糖のお茶を飲むか、摂取する頻度に気をつけてください。

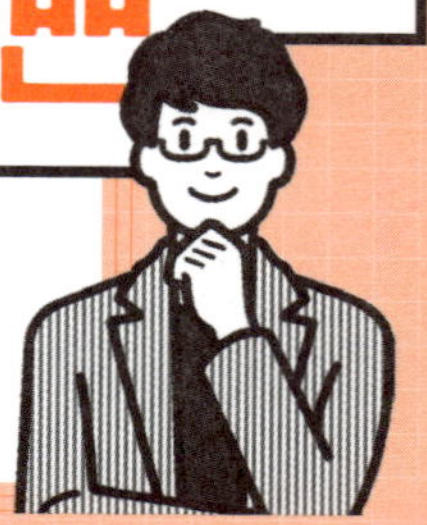

清掃性食品と停滞性食品

○ 唾液の分泌を促進する「間接清掃性食品」

酸っぱい食品。口に含むことで唾液の分泌を促し、
食べかすを洗い流してくれる。

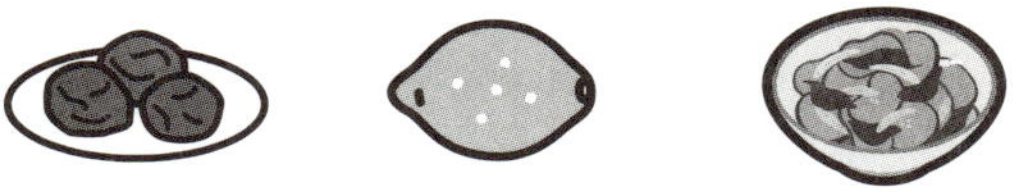

梅干し　レモン　酢の物　など

○ 食物繊維を多く含む「直接清掃性食品」

食物繊維が豊富で、ある程度硬さがあり、飲み込むために
何回も噛む必要がある。糖質や油分はない。

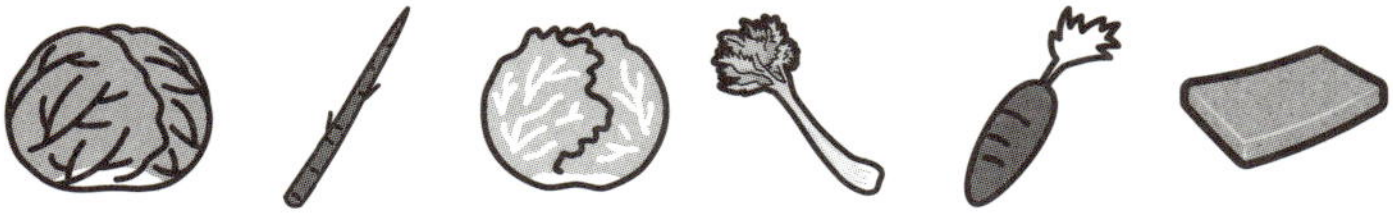

キャベツ　ごぼう　レタス　セロリ　にんじん　こんにゃく　など

× 糖分、油分の多い「停滞性食品」

糖分や油分が多く、歯にくっつきやすい。やわらかく、
あまり噛まずに食べられる。食べすぎないことが大事。

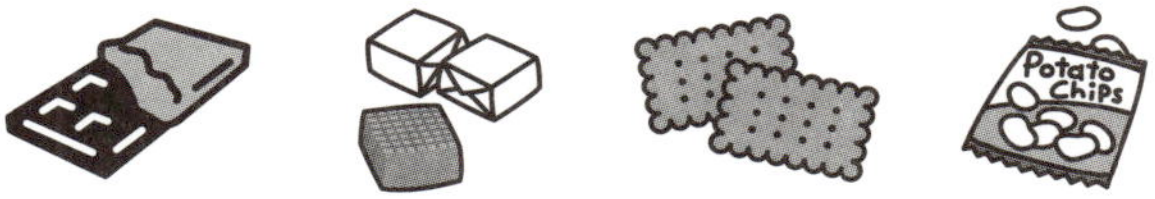

チョコレート　キャラメル　ビスケット　ポテトチップス

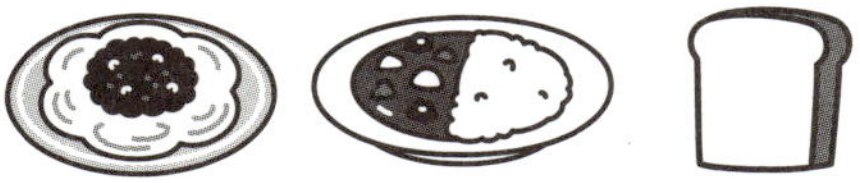

スパゲッティ　カレー　パン　など

1分健康コツ

清掃性食品を
食べる！

44

インフルエンザなどのウイルスにも、脂肪にも！緑茶のミラクル効果

緑茶を飲むと苦みや渋みを感じませんか？　これは、ポリフェノールの一種である**「茶カテキン」**という成分によるもの。この茶カテキンには、さまざまな健康効果があります。

そのひとつが**脂肪を燃焼する作用**です。高濃度の茶カテキンを毎日とると、肝臓や筋肉で脂肪代謝が活発になり、脂肪を燃焼する効果が上がることが最近の研究でわかっています。また、糖の吸収をゆるやかにする作用もあるため、**食後の血糖値が上がりにくくなります**。その結果、脂肪がたまりにくい体になり、肥満防止につながるのです。

この茶カテキンには抗ウイルス・抗菌作用もあります。**緑茶で口をゆすいだり、うがいをしたりするだけで、歯肉の炎症を防ぎ、歯周病やインフルエンザの予防にもなり、口臭を防ぐ効果もある**のです。

緑茶でうがいをしたら、そのまま飲み込んでもかまいません。咽頭《いんとう》の奥についたウイルスも洗い流すことができます。

緑茶には茶カテキンのほかにも、ビタミンCやβカロテンなどの抗酸化ビタミンが豊富です。その強い抗酸化作用で**動脈硬化や認知症の予防効果もあります**。また、緑茶に含まれるテアニン（アミノ酸の一種）は、脳のα《アルファ》波を増やすリラックス効果があります。ぜひ毎日緑茶を飲む習慣をつけましょう。砂糖やミルク入りのコーヒーよりおすすめです。ズボラな人は湯を注ぐだけの粉末緑茶をお試しあれ！

緑茶カテキンのハッピー健康効果

肥満を改善・予防する

緑茶を継続的に飲むと、肝臓や筋肉の脂肪代謝がアップし、脂肪の燃焼が促進されて脂肪がつきにくい体になる!

歯周病・むし歯を予防する

むし歯菌をはじめ、歯周病の原因菌や雑菌に対して強力な抗菌作用を示す。歯垢の形成を防ぎ、歯周病の症状を改善する。臭い成分とも結合するので口臭予防にもgood!

高血圧を改善・予防する

緑茶に多く含まれるテアニンのリラックス効果で副交感神経が優位になり、血圧が安定。高血圧を抑制する!

歯周病やインフルエンザの予防にもなる

抗菌・殺菌作用により、口をゆすぐだけで歯周病や感染症の予防になる!

血糖値の上昇をゆるやかにする

糖質をブドウ糖に分解する消化酵素であるアミラーゼの働きを抑制し、ブドウ糖の生成を抑え、血糖値の上昇を防ぐ!

動脈硬化を防ぐ

茶カテキンやビタミンCなどの抗酸化成分によって血中コレステロールの増加を抑える。動脈硬化の予防効果が期待できる

認知症を予防する

茶カテキンの抗酸化作用やテアニンのリラックス効果で、認知症など脳の老化が防げる!

1分健康コツ

緑茶を飲む!

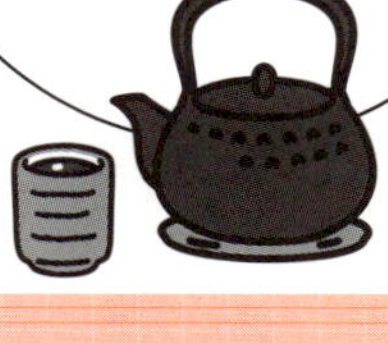

45 信じられる？ 高カカオチョコで肥満と高血糖が予防できる！

健康食材のポリフェノール含有量（100gあたり）

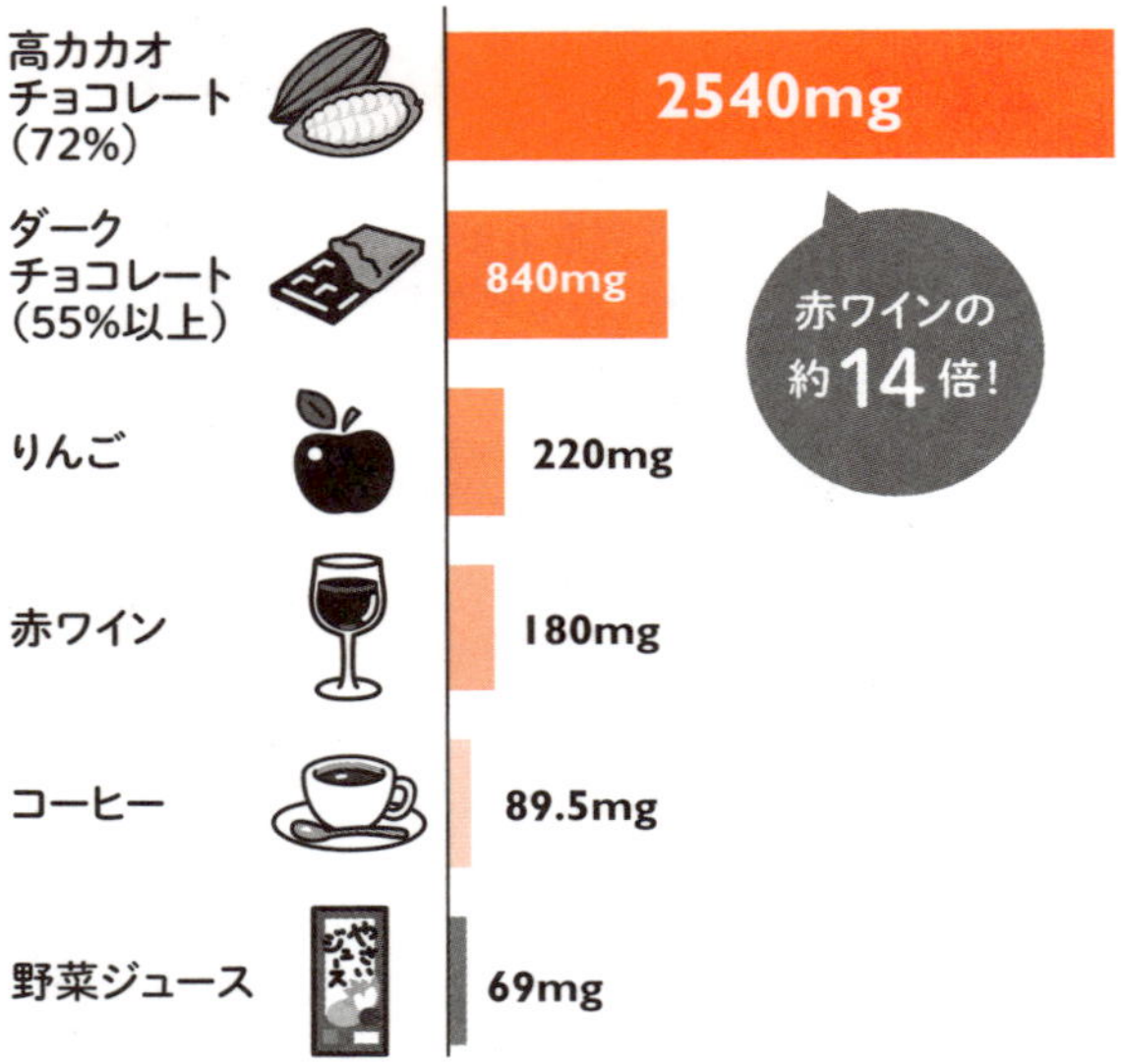

出典：Scalbert A,and Williamson G.J Nutr 130:20735-B55,2000, Fukushima Y et al.,J Agric Food Chem 2009;57:1253-59より

チョコレートは甘くて、食べすぎると太るイメージを持っている人は多いでしょう。ところが、そんなことはありません。チョコレートに含まれるステアリン酸は体内に吸収されにくい性質があり、**肥満になりにくい**のです。

ただし、私がおすすめするのは、**カカオ含有量が70％以上の高カカオチョコレート**。カカオに含まれるポリフェノールに多くの健康効果が認められているため、カカオの含有量が大事なのです。

ポリフェノールには強い抗酸化作用があり、老化の要因となる活性酸素を除去

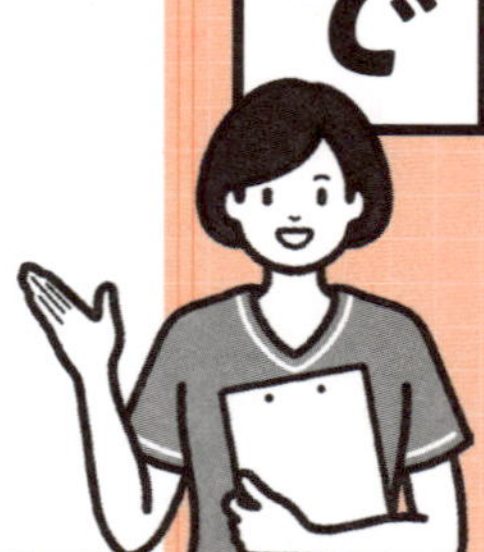

高カカオチョコレートの効果的な食べ方

高カカオチョコレートを選ぶ

カカオ含有量が70％くらいのチョコレートを選ぶ。80～90％でもいいが、効果はほぼ変わらないうえに、苦くて食べづらいかも

食前に食べれば血糖値の急上昇を防ぐ

豊富なポリフェノールと食物繊維が糖の吸収をゆるやかにする

一日3～5回小分けにして食べる

一度に大量に食べるより、食前や食間に数回に分けて食べると、より効果が長く得られる

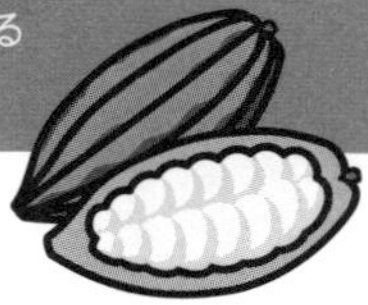

間食にも取り入れる

空腹時やストレスを感じたときに食べると、リラックス効果がある。過食防止にもいい

1分健康コツ

高カカオチョコレートを食前に食べる！

一日の摂取量は15～25ｇを目安に

一日合計25ｇ食べると効果的という実験結果がある（市販の板チョコは1枚約50～60ｇ）

してくれます。また、インスリンの働きをよくする効果もあり、血糖値の急激な上昇を抑えてくれます。これに加え、カカオは食物繊維が豊富なので、糖が吸収される速度をゆるやかにし、食後の血糖値上昇を抑制します。つまり、**ポリフェノールと食物繊維のダブルの効果で血糖値の上昇を抑える**のです。

ただし、ポリフェノールの効果は、食べてから数時間しか続きません。体内に長時間とどめておけないので、一日に数回、小分けにして食べるといいでしょう。

おすすめは、**朝・昼・夕の3回、食事前に5ｇずつ食べる**こと。血糖値の上昇を抑えるため、必ず食前に食べてください。小腹が空いたときにひとかけ食べておくと、食事の食べすぎを防ぐこともできます。

46 確実にズッと血糖値の急上昇を抑える「食前酢」のすすめ

酢をとった人ととらなかった人の比較

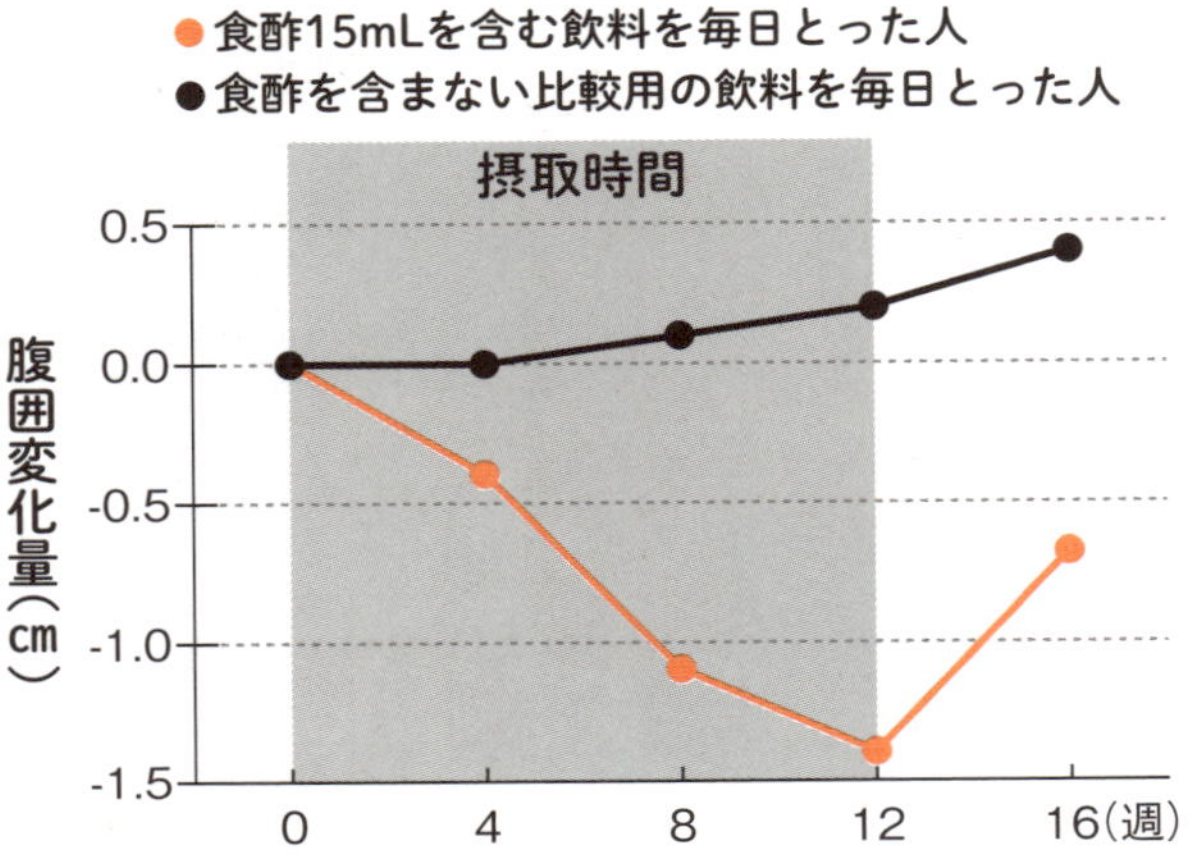

株式会社ミツカンがBMI25 ～ 30の肥満者を対象に行なった研究。食酢を毎日15mL、12週間とった群では、対照群と比べて内臓脂肪、体重、BMI、腹囲がそれぞれ低下していた。

出典：「Vinegar intake reduces body weight, body fat mass, and serum triglyceride levels in obese Japanese subjects」Bioscience, Biotechnology, and Biochemistry 73（8）: 1837-1843 2009より

酢に含まれる酢酸とクエン酸には、**肝臓で脂肪を代謝する酵素を活性化させる働き**があります。

肥満気味の人が酢をとり続けた結果、内臓脂肪が減ったという報告もあります（上グラフ）。また、食前に酢をとると、糖の吸収がゆるやかになります。

ブドウ糖が小腸で吸収されると血糖値は上昇しますが、食前に酢をとることで胃腸の蠕動《ぜんどう》運動が抑えられ、炭水化物の消化スピードを遅らせることができます。

その結果、消化物がゆっくり小腸に移動するので、**血糖値が急激に上昇しない**

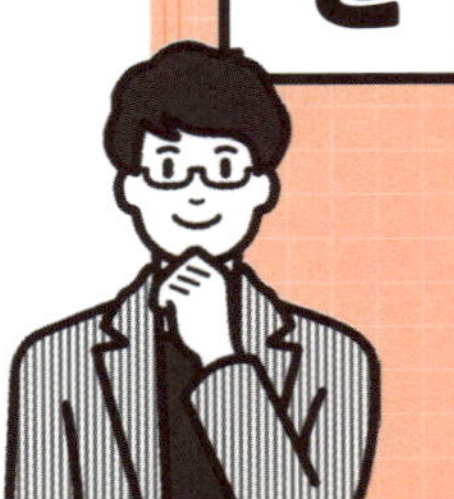

私の超おすすめ「酢納豆」

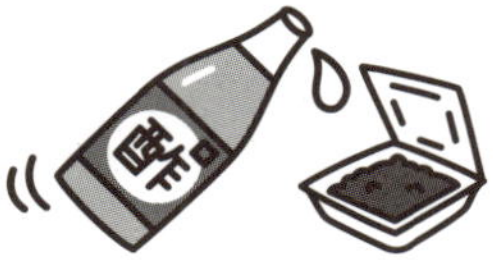

**納豆1パックに、タレの代わりに酢をかけるだけ。
納豆巻きのような味なので、気に入る人は多いはず！
醤油をたらしてもいいが、
塩分を控えるためにほんのちょっぴりに！**

酢のいいところ

- **腸内のデブ菌を減らしてヤセ菌を増やす！**
  酢に含まれる酢酸《さくさん》はデブ菌を減らし、ヤセ菌を増やす働きがある
- **内臓脂肪を減らす**
  運動ではなかなか減らない
- **血糖値の急激な上昇を抑える**
  食べた糖質が脂肪に変わる速度をゆっくりにしてくれる

納豆のいいところ

- **ダイエット中も筋力を保てる**
  食事制限でタンパク質が不足しがちなダイエット期間に、良質なタンパク質を補充して筋力低下を防ぐ
- **腸内環境を整える**
  食物繊維が豊富な発酵食品でもあるので、腸内環境が整って毒素排出→ダイエットにつながる
- **大豆イソフラボンには骨粗しょう症予防の効果も**
  大豆イソフラボンは腸内でエクオールという物質に変わり、骨を溶かす「骨吸収」という作用を、ほどよく防ぐ働きがある

1分 健康コツ

酢納豆を食べる！

のです。

食間の消化スピードが遅くなると、満腹感が持続するので食べすぎが抑えられ、ダイエットにもつながります。

さらに酢には**高血圧や血中脂質を低下させる働き**もあるので、生活習慣病の予防にいい調味料といえます。

1回にとる量は大さじ1杯（15mL）が目安です。そのまま飲む場合は、水で2〜3倍に薄めましょう。飲みやすくするために、はちみつで甘みをつけることをすすめる人がいますが、はちみつの主成分は吸収が速く脂肪肝になりやすい果糖とブドウ糖なので、加えないでください。

酢が飲みにくい人は、上記の「酢納豆」を試してみましょう。

第7章

気分爽快、気持ちいい！
こんなに簡単でいいなんて！
生活習慣病を治すには
食事の改善に運動をプラス
することが必須です。
誰でも簡単にできる、続けられる、
選りすぐりのコツをご紹介。

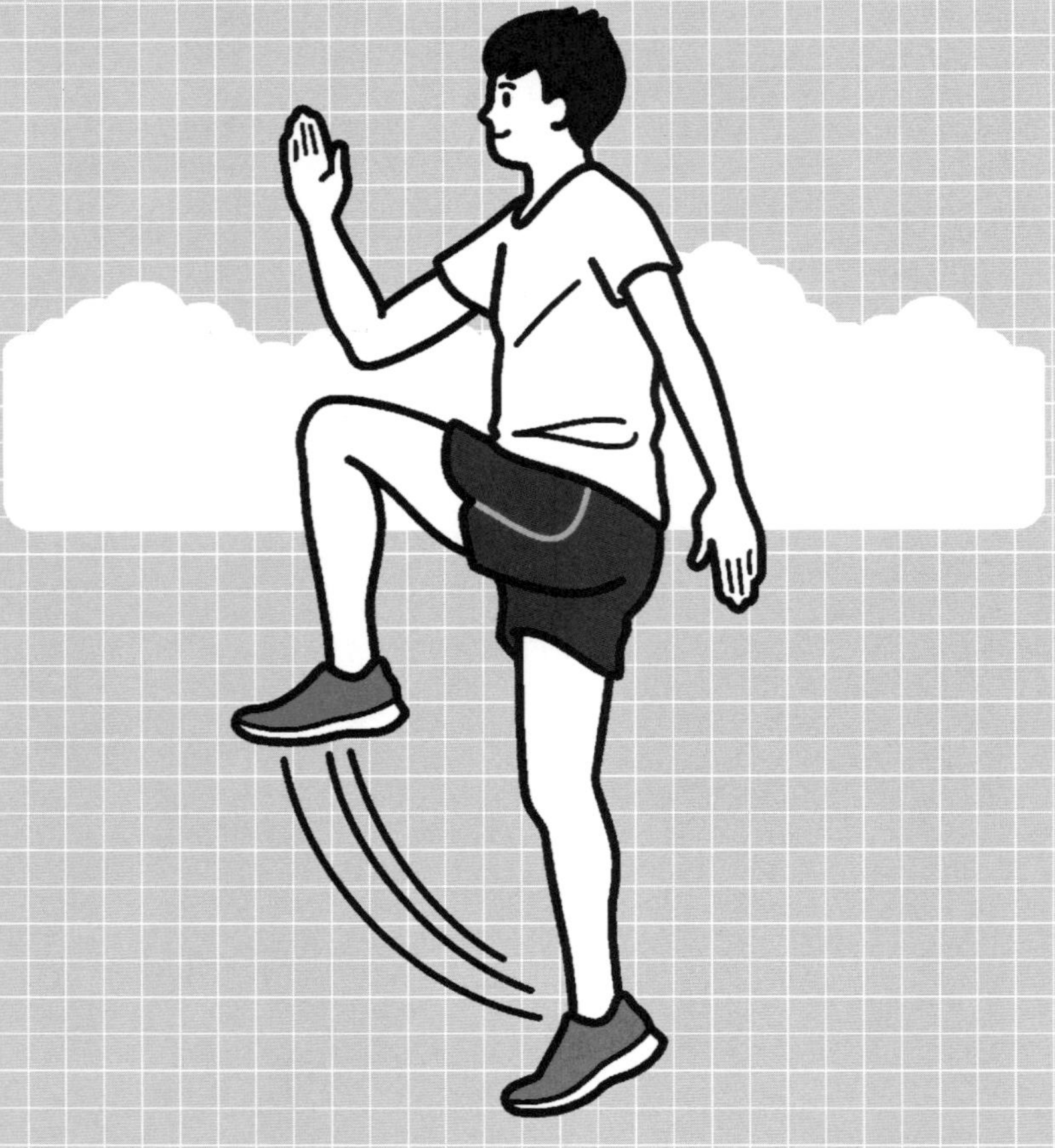

実践！
脂肪肝・高血糖を治す
「運動」の1分健康コツ

- 3秒でもOK！
内臓脂肪を劇的に減らす
いすスクワット

- 肝臓から脂肪をドバッと
絞り出せる下腹ドローイン

……ほか

47

勝手に病気の原因が去っていく スルッとやせる運動からスタート

生**活習慣病は肥満が影響している**ことが、かなりあります。そのため、高血糖で小太りの人にはまず、やせること、**そして運動をして内臓脂肪を減らす**ことを提案しています。

ところが、そういう人に限って、ズボラでなかなかやせる努力をしてくれません。

そこで、私がおすすめしているのは、激しい運動ではなく、ウォーキングや散歩、ショッピングをしながら店内を歩き回るといった、軽くて長時間続けられる運動です。

激しい運動は続けるのが難しいうえに、筋肉や関節に負担がかかるので、避けてもらっています。

内臓脂肪や皮下脂肪を減らすための運動は、２種類あります。

ひとつは**有酸素運動**で、**脂肪を燃やす運動**です。走ると息がハアハアと上がるのは、酸素を大量に取り込みながら走っているから。酸素を取り込みながら走ることで、内臓脂肪や皮下脂肪が燃焼します。

また、有酸素運動を続けていると、全身の持久力がアップして運動が長く続けられるようになるので、やせやすい体質に変わっていきます。

もうひとつは**筋肉量を増やす運動**、いわゆる**筋トレ**です。筋肉量が増えれば基礎代謝量も上がるので、太りにくい体質に変わっていきます。

そのなかでも、誰にでもできる極めて簡単な筋トレを次項から紹介していきましょう。

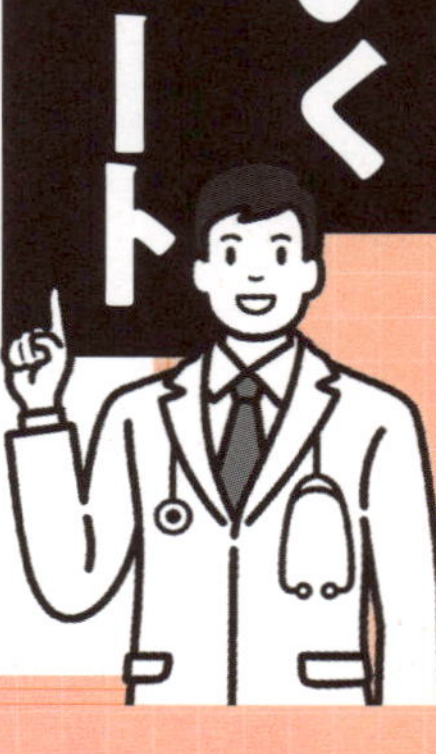

やせるための運動は2タイプある

脂肪を燃やす運動（有酸素運動）

内臓脂肪や皮下脂肪がエネルギー源

酸素を取り込みながら脂肪を消費する

↓

持久力がアップ

↓

長く動けるようになり、一日の運動量が増える

↓

やせやすい体質に変わる

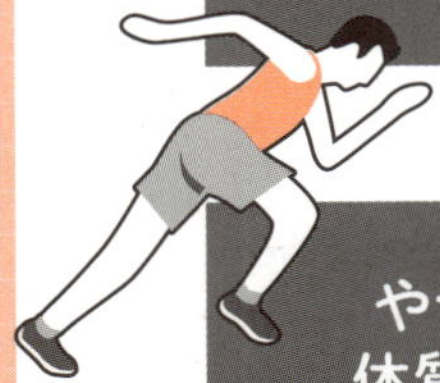

筋肉量を増やす運動（筋トレ）

主にグリコーゲン（筋肉に蓄えた糖）がエネルギー源

筋肉量が増え、基礎代謝が上がる

↓

ただじっとしているだけでも消費カロリーが増える

↓

疲れにくくなる

↓

太りにくい体質に変わる

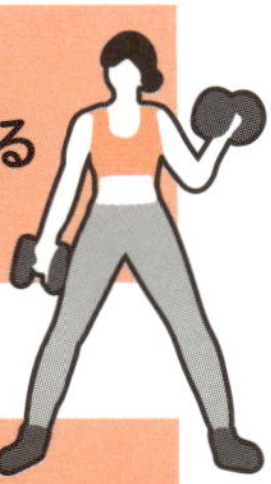

1分でわかる! 健康コツ

有酸素運動も筋トレも両方役立つ

48 3秒でもOK! 内臓脂肪を劇的に減らす いすスクワット

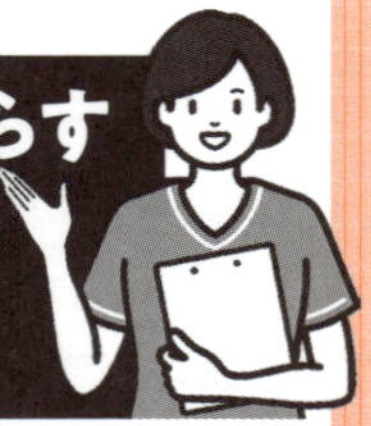

筋肉量を増やし、内臓脂肪を減らすのに
おすすめなのが「いすスクワット」。内臓脂肪型肥満の人の多くは、
太ももに霜降り肉のような脂肪筋がついています。
この脂肪筋に、スクワットによって分泌された
成長ホルモンが届くことによって、脂肪筋が燃焼するのです。

1

いすの前に立ち、ゆっくり腰を落とす

いすに浅く腰かけられる位置に立つ。
足を肩幅に開き、手は胸の前で組んで
お尻を突き出しながら、できるだけ
ゆっくりとひざを曲げていく。
太ももが、いすにつかないギリギリの
ところで止めて、10秒キープ。

※息は止めずに自然に呼吸しながら行なう
※いすは座面の高さがひざより高いものがおすすめ

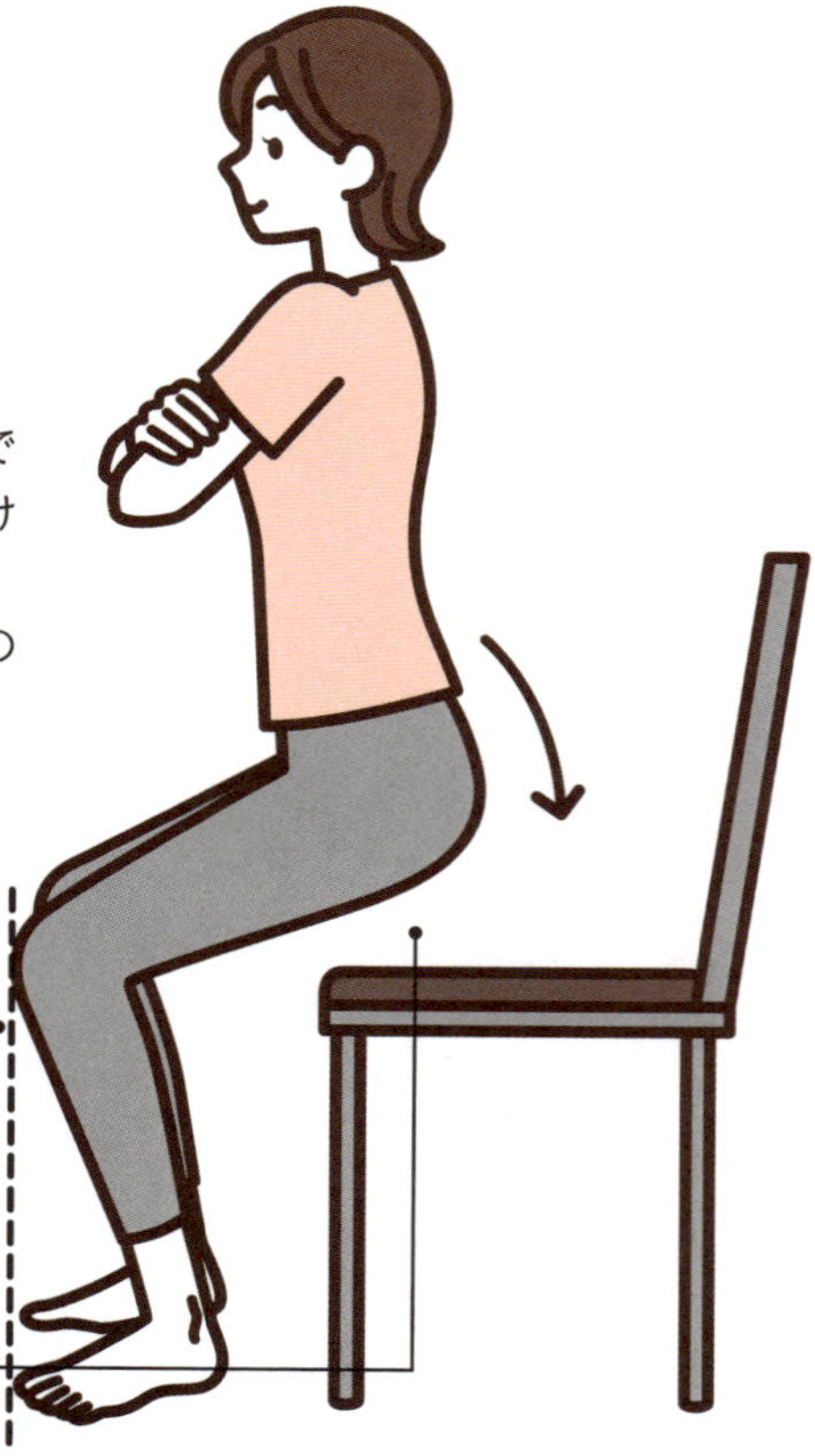
ひざはつま先より前に出ないように
座面につくギリギリで止める

POINT

- 曲げたひざがつま先より前に出ないようにして行なう
- 10秒キープがキツければ、
  最初は3秒、または5秒から始めてもOK

②

いすに座って体の緊張を解く

10秒キープしたら、いすに座る。10秒休んで足の緊張を解く。①、②を5回繰り返し、1セットとする。朝昼晩1セットずつ行なう。

ラクラク！

10秒休む

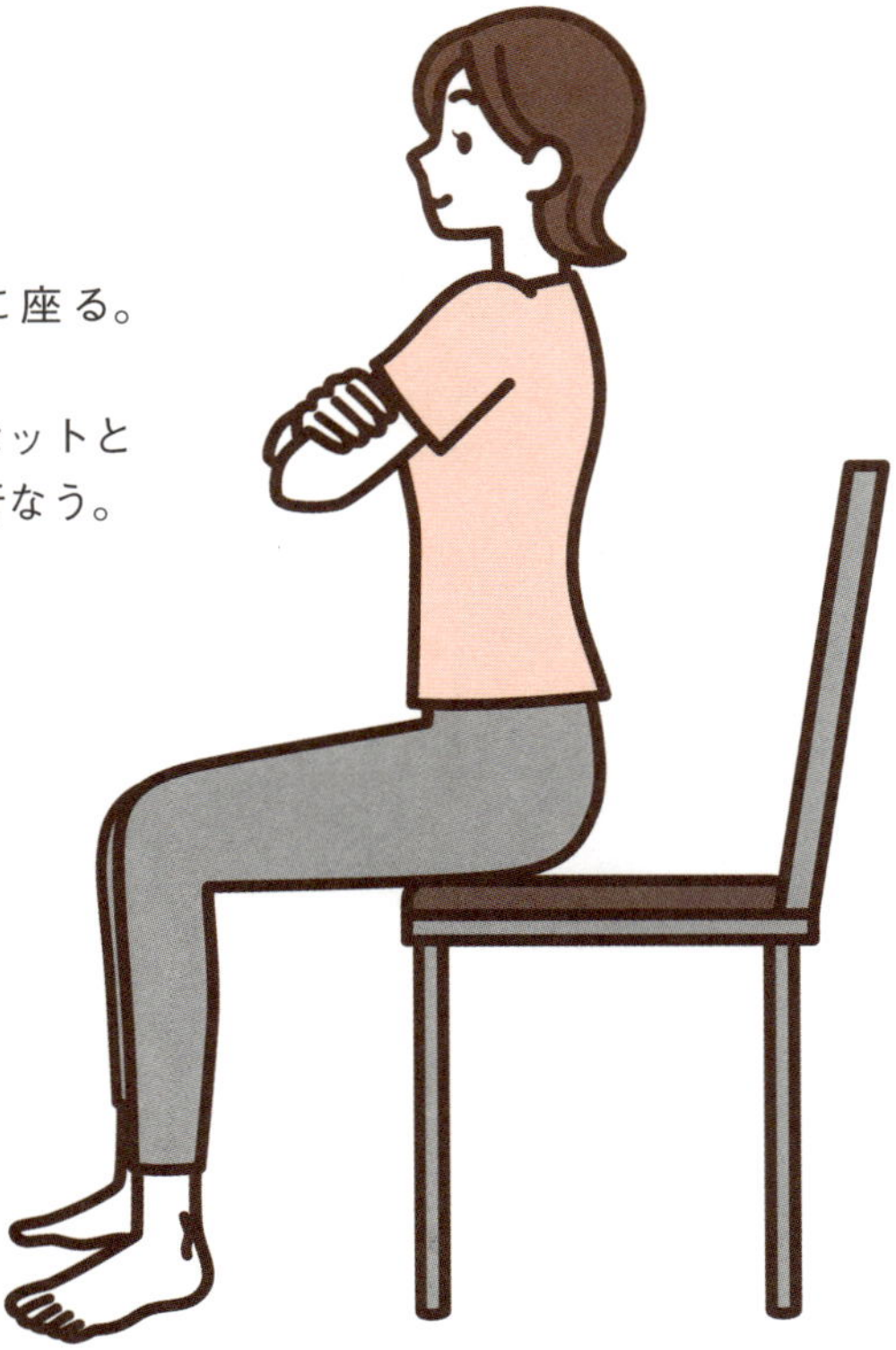

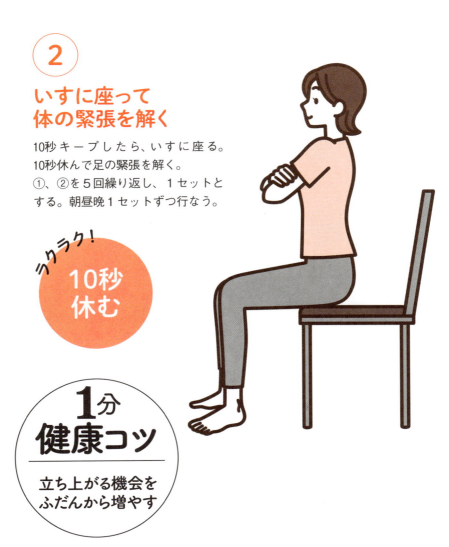

1分健康コツ

立ち上がる機会をふだんから増やす

49 肝臓から脂肪をドバッと絞り出せる 下腹ドローイン

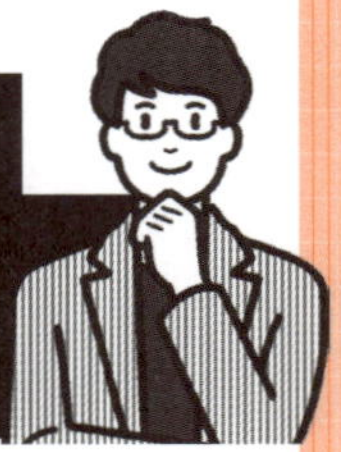

腹筋や背筋を鍛えて下垂した内臓を上に戻してくれるのがドローイン。
おへそを中心に凹《へこ》ませる一般的なドローインよりも、
下腹を意識して凹ませます。すると、膣《ちつ》や肛門にも力が入るので、
骨盤底筋群も同時に鍛えられます。
基本は立って行ないますが、いすに座った姿勢でもできます。

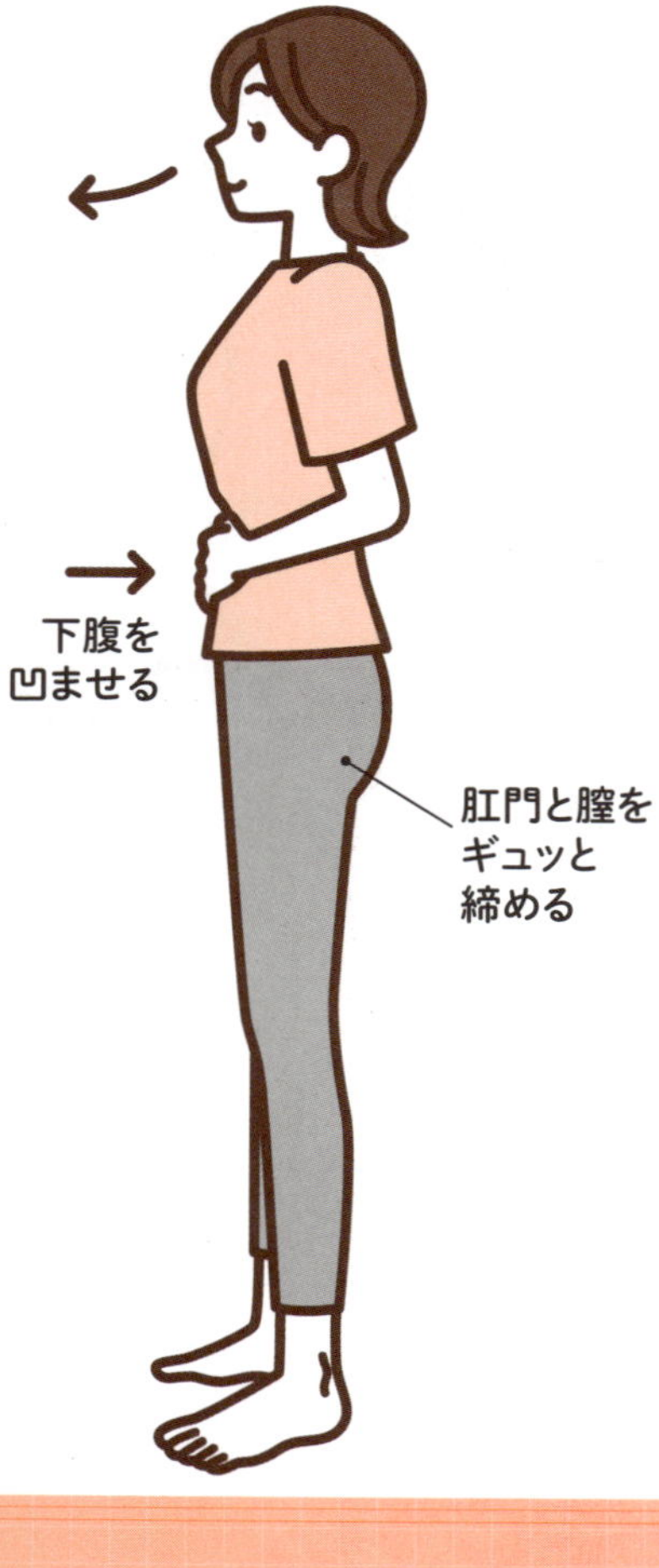
下腹を
凹ませる
肛門と膣を
ギュッと
締める

背筋を伸ばして立ち、息を吐きながら下腹を凹ませる

肛門と膣をギュッと締《し》めると同時に下腹を凹ませる。10秒キープしたら、緊張を解いて10秒休む。これを５回繰り返し、１セットとする。朝昼晩３セット行なう。

※最初のうちはドローインをすると自然に呼吸が止まるが、呼吸をしながらドローインをすることを目指す

POINT ●背すじをしっかり伸ばして下腹を凹ませる

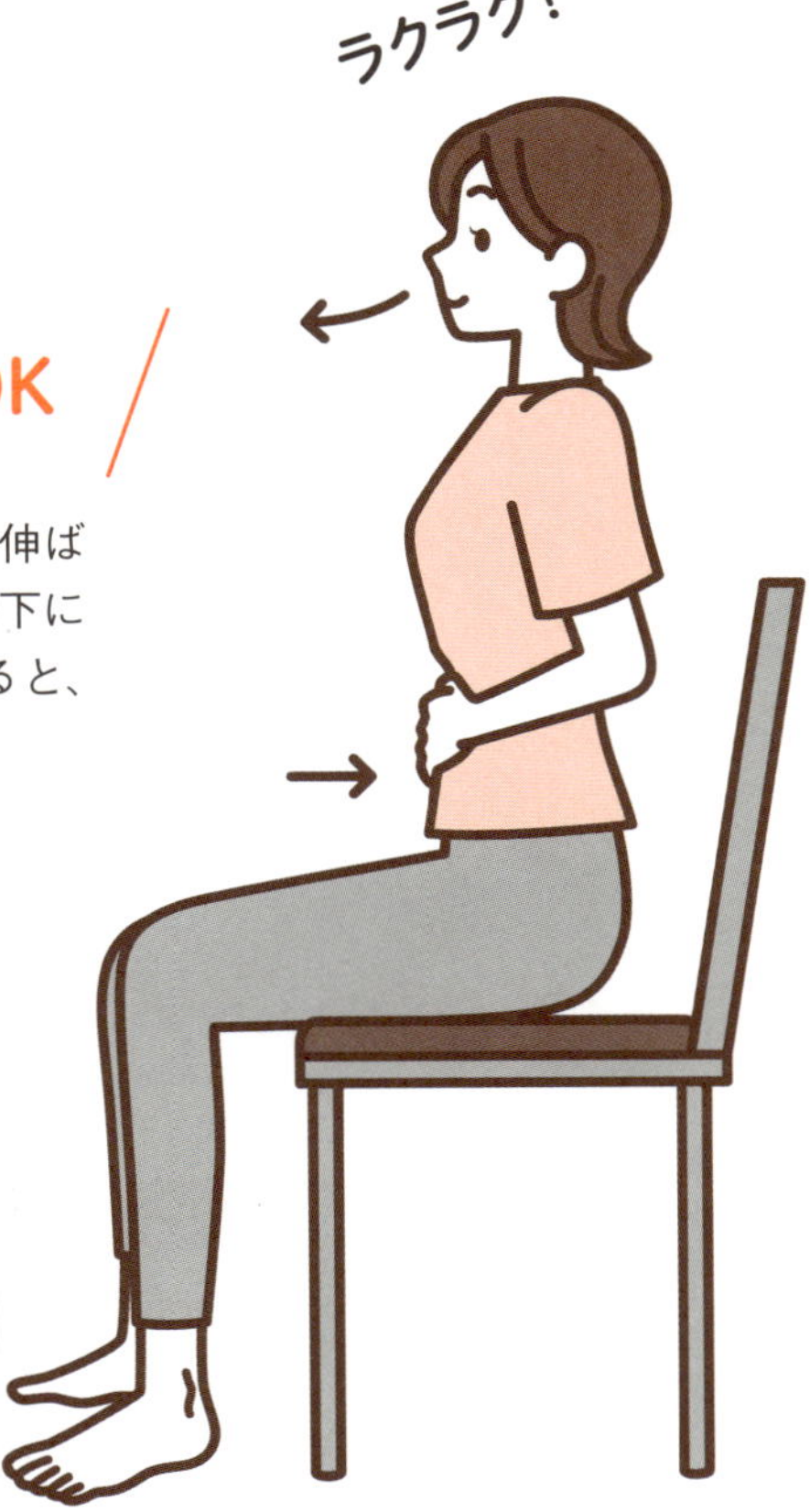

座ったままでもOK

座ってやるときも、背すじを伸ばした姿勢で行なう。おへその下に手を当ててドローインをすると、やりやすくなる。

1分健康コツ

ふだん、座るときもお腹をときどき凹ませる

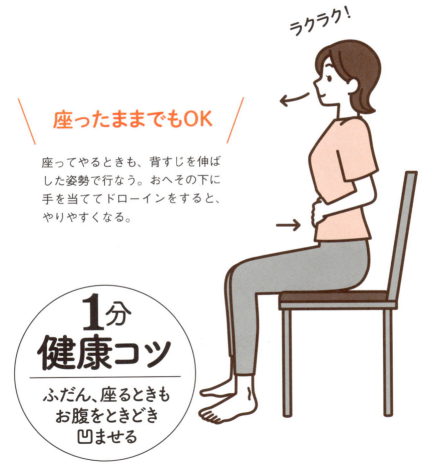

ふくらはぎの血流アップで脳の回転もスピードアップ

50 かかと上げ

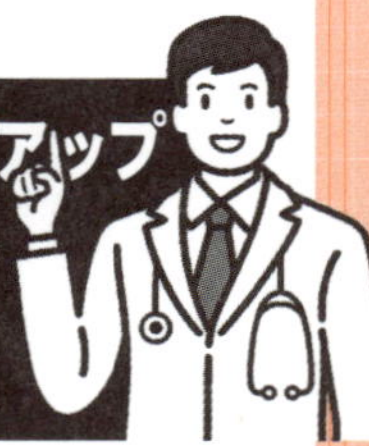

下半身にたまった血液を心臓や脳へと押し上げる、
ポンプ機能の働きをする下腿三頭筋《かたいさんとうきん》を鍛えます。
ふくらはぎを鍛えると、脂肪を燃焼しやすくなり、脳も活性化します。

POINT
●できるようになったら、
いすを使わずにやってみると
さらに効果が上がる

両足のかかとを上げ下げする

ひじを伸ばした状態でいすの背もたれなどに手をかけ、背すじを伸ばして立つ。

４秒かけてかかとを上げ、４秒かけて床につかないよう床から１㎝くらいのところまで下げる。

これを10回繰り返す。

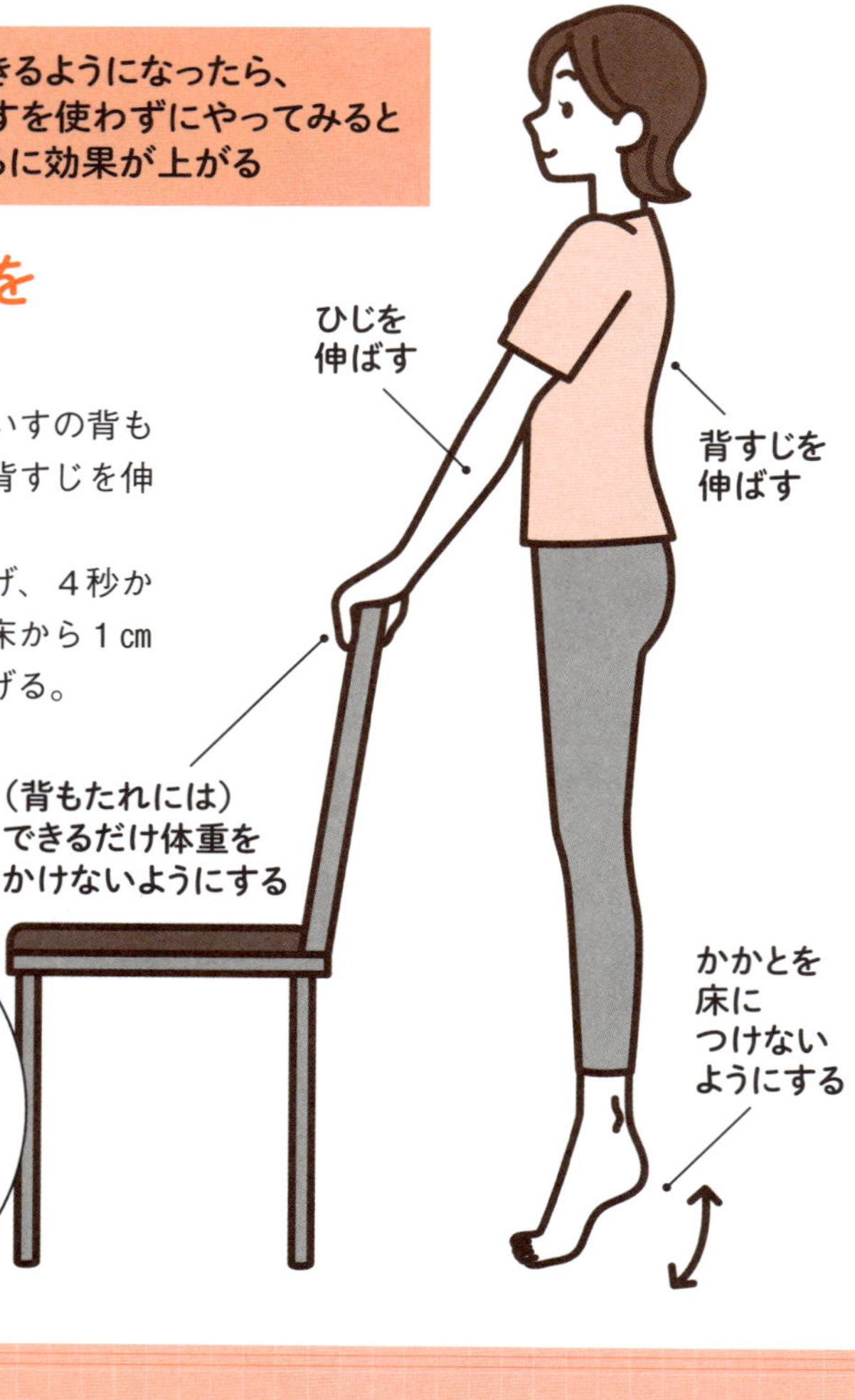
ひじを
伸ばす
背すじを
伸ばす
（背もたれには）
できるだけ体重を
かけないようにする
かかとを
床に
つけない
ようにする

1分 健康コツ

気づいたときに
かかとを上げる

51 これは簡単！ 中性脂肪を落として脂肪肝を予防 ズボラもも上げ

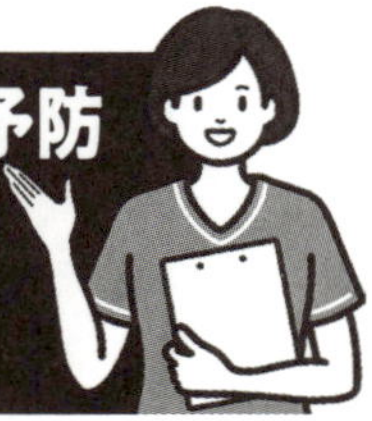

大腿《だいたい》四《し》頭筋《とうきん》は、大腿直筋など４つの筋肉からなる筋肉群の総称です。
ここを集中的に刺激することで中性脂肪を落とし、脂肪肝も予防できます。
いすに座りながら安全にできる方法なので、毎日行なうとgood！

床と平行になるまで両足を上げる

いすに深く座って背すじを伸ばし、床と平行になるまで両足を上げる。太ももにギュッと力を入れて足を水平に保つ。「もも上げ」に１秒、「もも下げ」に１秒かけて、５回繰り返す。これを１セットとして、一日５セット行なう。

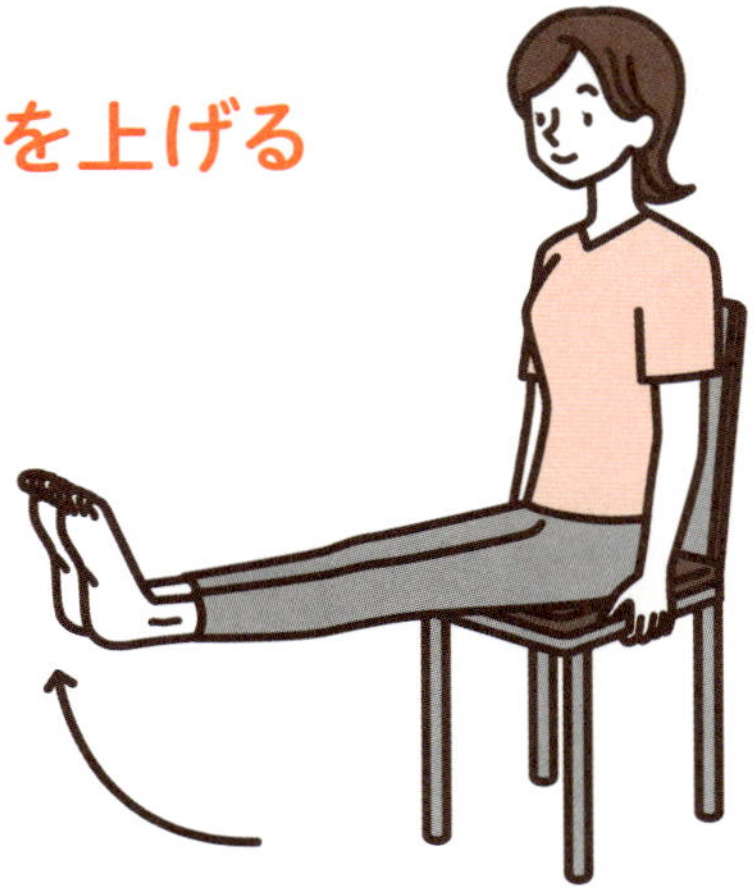

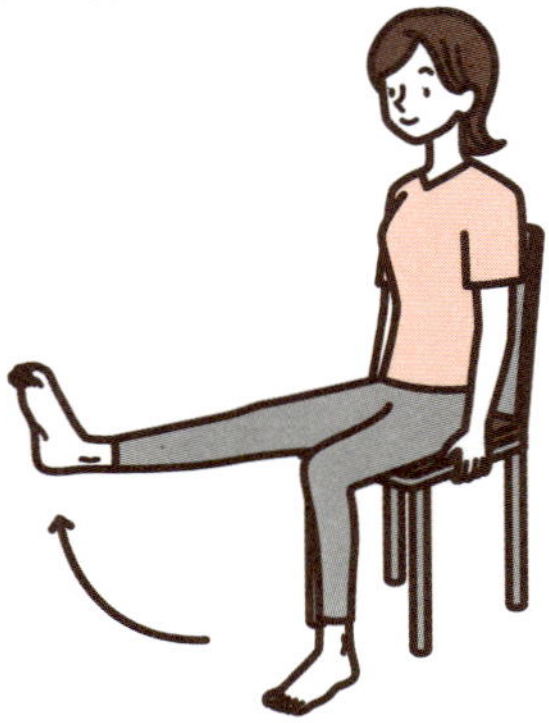

両足をいっぺんに上げられない人は……

片足ずつ順番に上げる

動きが速すぎると、けがにつながることがあるので、
ゆっくりていねいに上げる

POINT

- 座り方が浅かったり、ねこ背で座ったりすると、効果が上がらないので、深く座る
- 足を上げるときに息を吸い、下ろすときは吸う
- 太ももの前側と腹筋に力が入っていることを意識すると、筋肉がより収縮し、効果が上がる

52 早朝で爽快感倍増！脂肪も糖も燃焼する10分ウォーキング

脂肪を燃焼する有酸素運動には、水泳やサイクリング、ランニング、ジョギングなどいろいろありますが、どれも運動が苦手な人にはハードルが高いかもしれません。

そこで、ふだん運動をしていない人におすすめしたいのが、**ウォーキング**。ただ歩くだけですが、それでも運動が嫌いな人は躊躇《ちゅうちょ》するでしょう。でも歩かないと、最低限の足腰の筋力を維持することはできません。好きな時間に好きな場所を歩くだけでいいので、忙しい人もすぐ実行できます。

ただし、ダラダラゆっくり歩くのではなく、**少し速く歩いたほうが内臓脂肪は効率よく燃えます**。少し速めに歩くと、約10分で１０００歩ぐらいのペースになるはずです。

一日の歩数は８０００歩を目標にしましょう。通勤している人は通勤のほかに30分程度の散歩を２回プラスすればクリアできます。今まであまり歩いていなかった人は、最初はすぐに息が切れてしまうかも。それでも続けるうちに持久力がついて、だんだん歩くのが楽しくなってくるはずです。

歩くのが楽しくなったら、能勢《のせ》博《ひろし》先生（信州大学医学部特任教授）が提唱する**インターバル速歩**に挑戦してみましょう。これを続けると、筋力が10％、持久力が最大20％以上向上し、肥満や生活習慣病の改善に効果があるとの報告もあります（公益財団法人長寿科学振興財団「健康長寿ネット」より）。

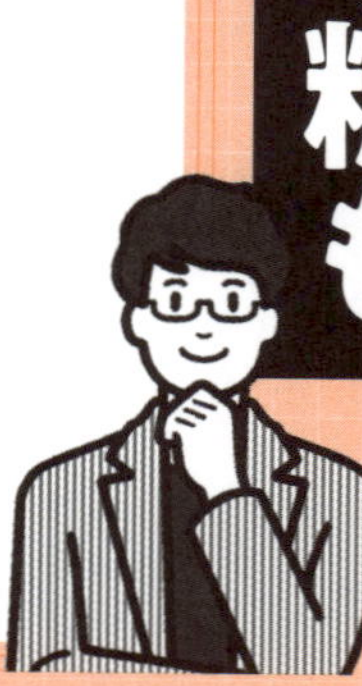

歩き方の基本

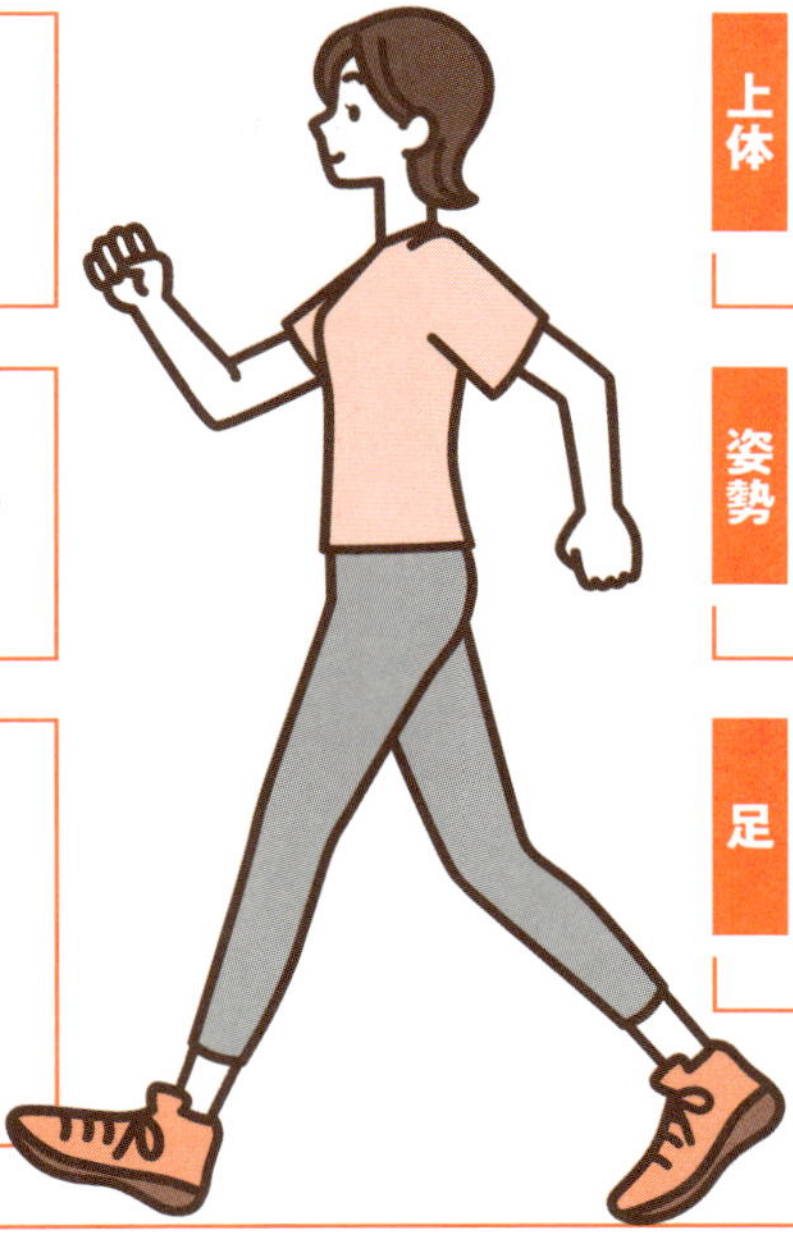

視線　25m先のやや斜め下を見る

ひじ　直角くらいに曲げ、意識して後ろに引く

足　地面につくほうの足は伸ばし、つま先を上げてかかとから静かに着地する

上体　肩の力を抜いてリラックスする

姿勢　背すじを伸ばして胸を張る

足　けるほうの足は足指で地面を押すように

歩幅　ふだん歩きより広い歩幅で。男性は、ふだん歩き+5cm、女性は、ふだん歩き+3cmの歩幅が目安

インターバル速歩のやり方

息が少し上がるくらいのペースで歩く

早歩き3分 → 普通に歩く3分 → 早歩き3分 → 普通に歩く3分 → 早歩き3分

トータル15分

3分早歩きをしたら、3分普通に歩く。
これを2回繰り返し、最後は3分早歩きで終える

図解《ずかい》で改善《かいぜん》！　ズボラでもラクラク！
病気《びょうき》にならない1分《ぷん》健康《けんこう》コツ

著　者——栗原 毅（くりはら・たけし）
　　　　　栗原丈徳（くりはら・たけのり）

発行者——押鐘太陽

発行所——株式会社三笠書房
〒102-0072 東京都千代田区飯田橋3-3-1
https://www.mikasashobo.co.jp

印　刷——誠宏印刷

製　本——若林製本工場

ISBN978-4-8379-4021-0 C0030